全41曲CD付

懐かしくて癒される日本の童謡・唱歌

脳も体も活性化!!

1日3分
歌トレ

バリトン歌手
NPO法人日本童謡の会顧問

山本健二 著

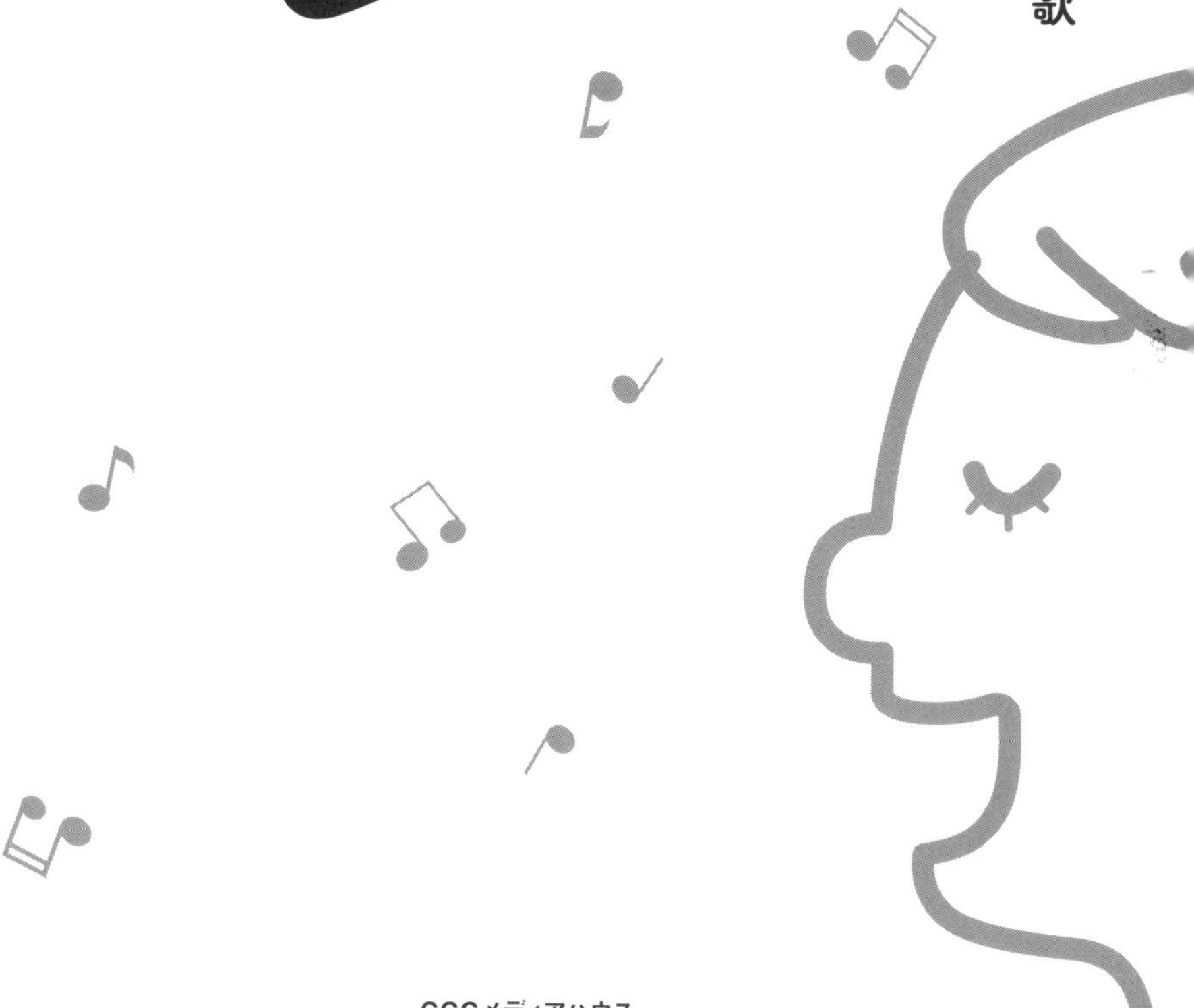

CCCメディアハウス

推薦の言葉

名医も太鼓判！ 歌うことは 体にいいことばかりです！

元気はつらつ、大きな声で歌うことは、確実に健康につながります。歌を歌うことにより、**大脳皮質の聴覚、認知、運動機能、感情機能に関与する部分が刺激され、加齢による様々な衰えを予防**できるからです。

その事実は、すでに世界各国の研究者が発表している多くのエビデンス（臨床結果などの科学的根拠）で証明され、実際に音楽療法（ミュージックセラピー）のひとつとして、加齢性の病気や神経疾患の治療・リハビリの現場で、広く取り入れられるようになっています。

大きな声で歌うには「腹式呼吸」でお腹にいっぱい息をため、それをゆっくり吐き出すことが必要ですが、それを毎日繰り返すことで、**衰えていた肺機能が回復**していきます。

また、よく知っている「懐かしの童謡・唱歌」を歌うことで気分が楽しくなり、**心身共にストレスが解消**されます。かつて慣れ親しんだメロディーを聴いたり、歌ったりすることで、その頃の情景が蘇ってきますが、そう

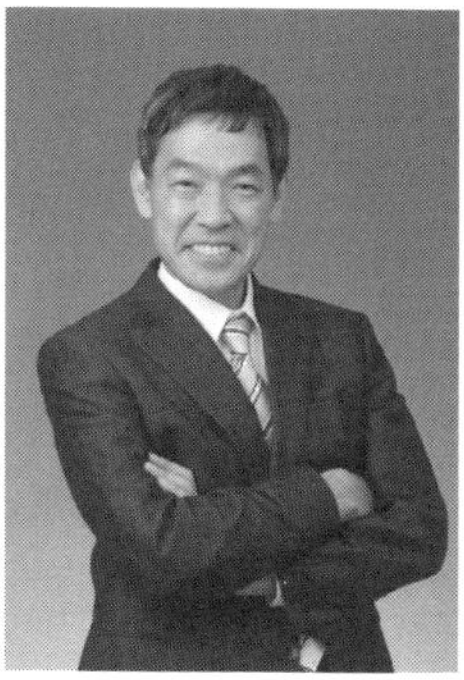

白澤卓二（お茶の水健康長寿クリニック院長）

千葉大学医学部卒業後、東京都老人総合研究所、順天堂大学大学院医学研究科教授を経て現職。専門は寿命制御遺伝子、アルツハイマー病の研究。近著に『１分脳活―脳が10歳若返る！』（自由国民社）、『認知症にならない！ボケる食 ボケない食 脳を一気に若返らせる100のコツ』（ＰＨＰ文庫）など多数。

した「回想体験」が、脳を刺激してくれるのです。

その結果、脳内ホルモンがバランスよく分泌されるようになりますし、それと同時に免疫力がアップして、様々な**感染症に立ち向かう心身状態を保つ**ことができることもあきらかにされています。

歌うことの効果はそればかりではありません。最近、高齢者に多いと指摘されている**誤嚥性肺炎も、大きな声で歌い、のどの筋肉が鍛えられることで、予防**につながるとされています。

「そう言えば、ここしばらく深呼吸をしたことがないな」という人も多いのでは？

そんな日々が続けば続くほど肺の機能は衰え、さまざまな感染症に対する抵抗力が失われていく一方です。それを防ぐためのひとつの方法として、歌を歌うことを、日々の習慣にすることはたいへんにいいことです。

さあ、あなたも、生活の中に歌を取り入れて健康な日々を送りましょう。

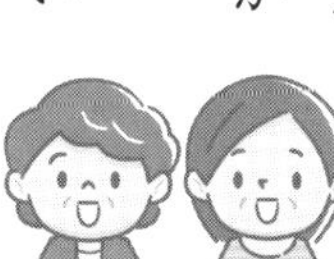

はじめに

ＮＰＯ法人「日本童謡の会」（会長：伴良二）は、平成17年（２００５）に童謡普及活動のひとつとして「童謡をうたう会」を発足させました。この会のソングリーダーに指名された私は、会のみなさんに、より興味を持ち楽しく歌っていただくために、曲の背景にあるストーリーやエピソードなどを調べて紹介してきました。そのおかげで、私は、様々なことを学び知ることができましたし、それは現役のバリトン歌手として、多くの詩に秘められた作者の想いを探す〝歌唱道中記〟でもあったような気がします。

ところで、昨今の世界的な新型コロナウイルスの蔓延で私たちの生活は大きく変わりましたが、心配されるのが体調管理です。ついつい家に閉じこもりがちになり、不健康になりがちです。それを避ける意味でも、元気に歌を歌うことを習慣にしていただきたいと思います。１日３分歌うだけで肺機能が強化され、循環器系の病気の予防にもなりますし、脳が活性化され、ホルモンの分泌が促進されることで心身機能が向上するといわれます。

本書は、私が童謡や唱歌を歌うことで知ったことのお裾分けをして、多くの方々に楽しんでいただければとの思いで書きました。学術論文ではありませんので異論もあるかと思いますが、詩の中に込められた明治・大正・昭和の先人たちの想いを汲みとっていただければうれしく存じます。

２０２０年10月吉日

山本健二（バリトン歌手 ＮＰＯ法人日本童謡の会顧問）

脳も体も活性化!!　1日3分 歌トレ ●目次

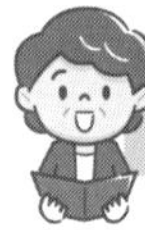

レッスン 3 肺活量をさらにアップする11曲

レッスン 1
歌を毎日の習慣にする7曲

レッスン1では、演奏時間1分以内の曲を集めました。まずは、短めの曲を歌って、歌うことを毎日の習慣にしていきましょう。1日3分を目安にしましょう。

どんぐりころころ

CDトラック 1

作詞：青木存義
作曲：梁田貞

大正10年（1921）に出版された唱歌集『かはいい唱歌』が初出。昭和22年（1947）に小学校用の教科書（音楽）で使用され、広く普及した。

一、どんぐりころころ　ドンブリコ
お池《いけ》にはまって　さあ大変《たいへん》
どじょうが出《で》て来《き》て　今日《こんにち》は
坊《ぼっ》ちゃん一緒《いっしょ》に　遊《あそ》びましょう

二、どんぐりころころ　よろこんで
しばらく一緒《いっしょ》に　遊《あそ》んだが
やっぱりお山《やま》が　恋《こい》しいと
泣《な》いてはどじょうを　困《こま》らせた

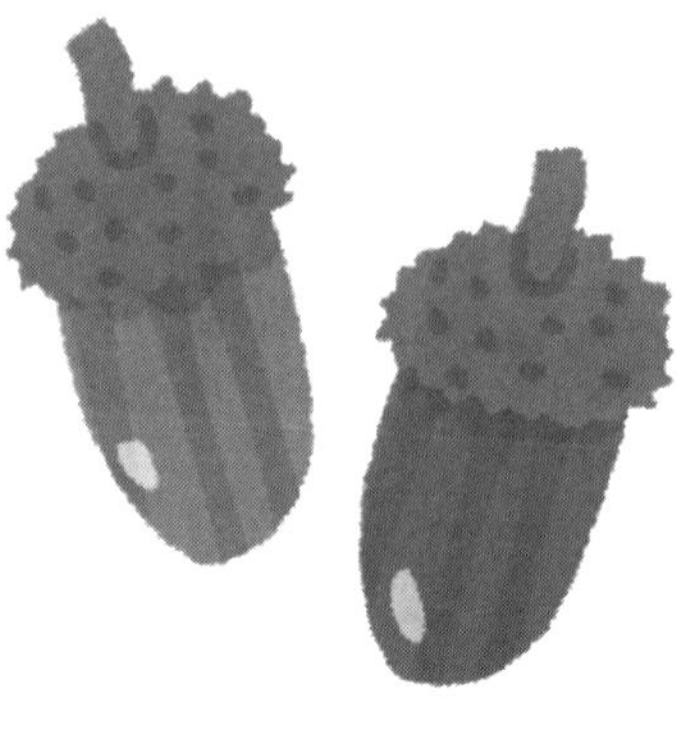

青木《あおき》　存義《ながよし》　生没年：明治12年（1879）～昭和10年（1935）。宮城県宮城郡松島町出身の国文学者・唱歌作詞家・教育者。

歌い方のポイント

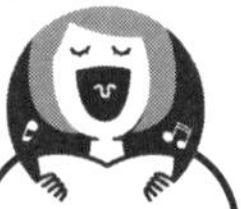

お話をしているイメージを持って歌いましょう。歌詞の情景を思い浮かべながら歌うと、優しく歌えます。自分が「どんぐり」になったり、「どじょう」になったつもりで歌うと楽しいですよ。

泣いてた「どんぐり」どうなった？

子供の頃、朝寝坊だった青木存義。そこで母親は庭に大きな池をつくってどじょうを放ち、周りにどんぐりの木を植えて、毎朝早く起きてどじょうに餌をやることを命じます。おかげで、朝寝坊は直りました。

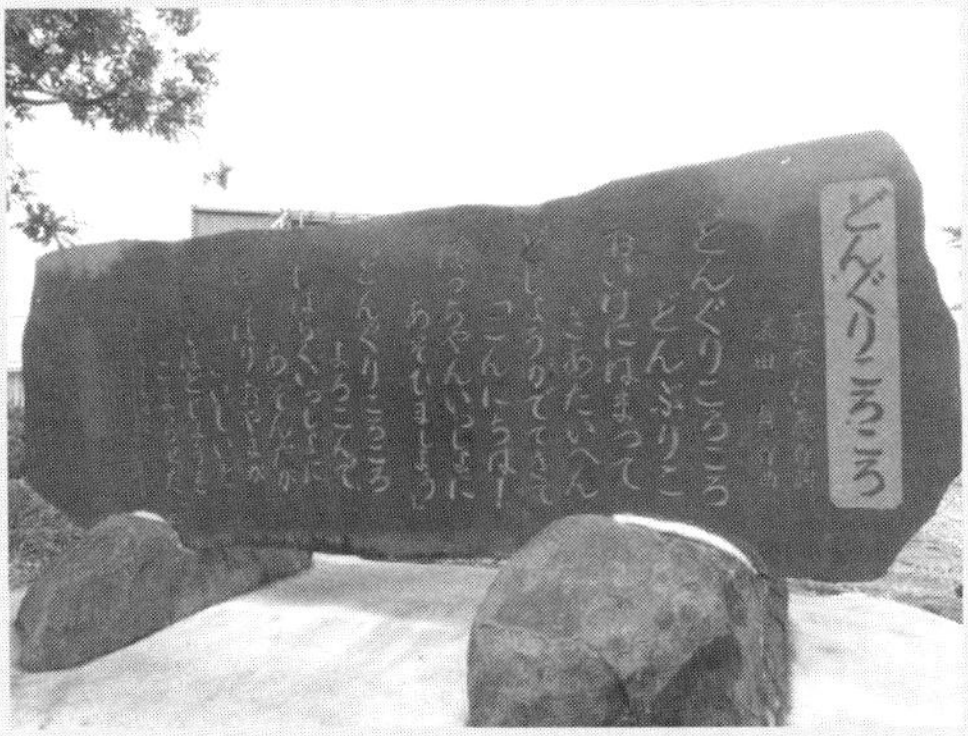

「どんぐりころころ」の歌碑。松島第五小学校校門脇
出典：「歌碑を訪ねて西東」より

発表された当時の歌詞は、二番で終わっていました。青木存義は、子供たちが自分で考えるようにと、三番以降の歌詞はあえてつくらなかったとされています。

今、三番、四番なるものが巷間で伝えられていますが、私もつくってみました。

「どんぐりころころ　泣いてたら　カラスの坊やが　コンニチワ　一緒にお山のふるさとへ　仲良く帰っていきました」

山に戻ったどんぐりはやがて芽を出し、りっぱな木となり、その木からどんぐりが転がって、お池にはまって再びどじょうと出会います。そして、子・孫・曾孫のどんぐりが子・孫・曾孫のどじょうといっしょに遊ぶのです。まさに青木存義が望んだであろう世界観が広がります。

梁田《やなだ》 貞《ただし》　生没年：明治18年（1885）〜昭和34年（1959）。北海道札幌市出身の教育者、作曲家。「どんぐりころころ」の他、「城ヶ島の雨」など多くの曲を手掛けた。

蝶《ちょう》々《ちょう》

CDトラック 2

作詞:野村秋足
原曲:ドイツ民謡

明治14年(1881)に発刊された日本初の五線譜による音楽教科書『小学唱歌集 初編』に収められた曲のうちのひとつ。

ちょうちょう　ちょうちょう
菜《な》の葉《は》にとまれ
菜《な》の葉《は》に飽《あ》いたら　桜《さくら》にとまれ
桜《さくら》の花《はな》の　花《はな》から花《はな》へ
とまれよ　遊《あそ》べ
遊《あそ》べよ　とまれ

野村《のむら》 秋足《あきたり》 生没年:文政2年(1819)〜明治35年(1902)。尾張藩の国学者・教育者。藩校の明倫堂国学教授、国立愛知県師範学校、岐阜県師範学校の教員を歴任した。

歌い方のポイント

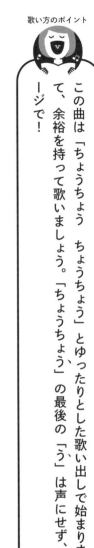

この曲は「ちょうちょう　ちょうちょう」とゆったりとした歌い出しで始まります。大きく息を吸って、余裕を持って歌いましょう。「ちょうちょう」の最後の「う」は声にせず、余韻をもたせるイメージで！

ドイツ発祥のメロディーが唱歌の第一号に！

『日本童謡事典』（東京堂出版）によれば、この曲のメロディーは、1700年代にドイツで民謡として歌われていたものがスペイン→イギリス→アメリカ経由で日本に来たとあります。

　原曲のドイツ民謡「Hänschen klein」は、「幼いハンス坊やが旅に出て、7年の放浪と遍歴の末に故郷に帰ってきたとき、成長したハンスを誰も見分けられなかったが、母親だけはすぐにハンスだとわかった」という内容でした。

　それがアメリカに渡ると、ボートを漕ぐ様子を歌った「Lightly Row」という歌になり、さらに日本に来て、蝶々の様子を歌った日本らしい歌詞がつけられたのです。

　ちなみに、稲垣《いながき》栄洋《ひでひろ》・静岡大学教授（農学博士）は、①モンシロチョウの幼虫は菜の葉などのアブラナ科の葉しか食べない。②そのため、母蝶はアブラナ科であることを確認して1枚の葉に卵を1個だけ産みつける（1枚の葉に2個の卵では食料不足となるから）という理由で、この曲で歌われている蝶々はモンシロチョウだとしています。

　1枚の葉に1つの卵だからモンシロチョウは忙しいのです。『にんじん』の作者であるルナールは『博物詩』（岸田《きしだ》國士《くにお》訳）の中で「二つ折りの恋文が、花の番地を捜してる」と表現しています。

かたつむり

CDトラック
3

作詞：不詳
作曲：不詳

明治44年（1911）に刊行された『尋常小学唱歌　第一学年用』に掲載され、広く歌われるようになった曲。

一、でんでん虫《むし》々《むし》　かたつむり
お前《まえ》のあたまは　どこにある
角《つの》だせ槍《やり》だせ　あたまだせ

二、でんでん虫《むし》々《むし》　かたつむり
お前《まえ》のめだまは　どこにある
角《つの》だせ槍《やり》だせ　めだまだせ

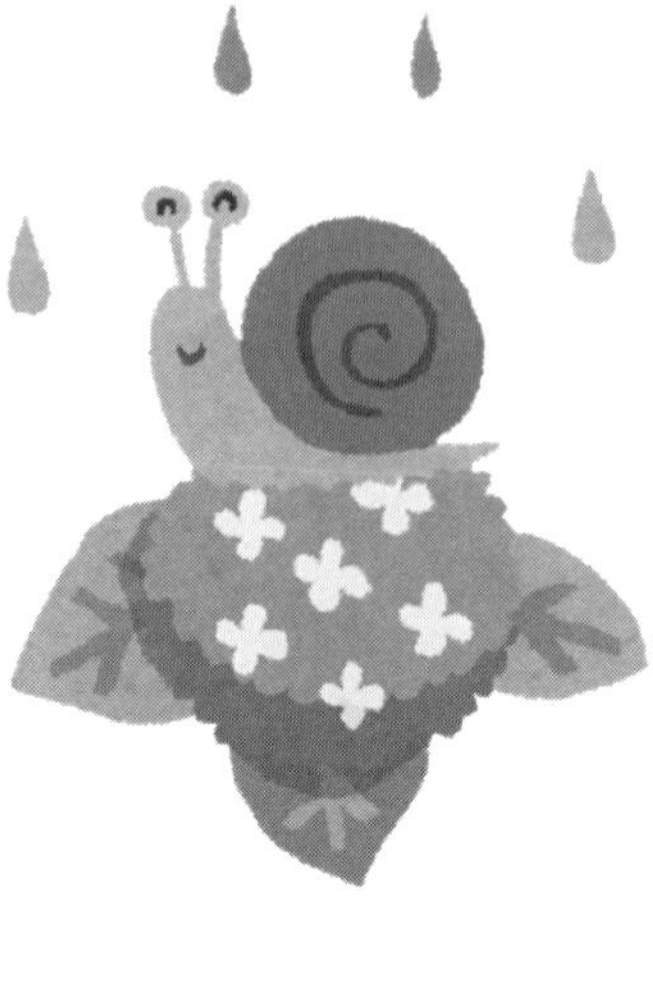

室町時代の狂言にも登場する「でんでん虫」

子供たちはかたつむりが大好きで、昔から「出ろ出ろ」と殻を叩いて遊んでいたことから、「出む＋出む＋虫」→「でんでんむし」と呼ばれるようになったとされています。ちなみに、「でんでん虫」という呼び方は室町時代から伝わる狂言「蝸牛《かぎゅう》」の中にも登場します。あらすじを紹介しておきましょう。

太郎冠者《たろうかんじゃ》は、主人から長寿の薬になるかたつむりをとってこいと命じられますが、かたつむりがどんなものか知りません。

主人から、「藪《やぶ》の中にいて、頭が黒く腰に貝をつけ、ときには角を出す」と教えられた太郎冠者は、藪の中に寝ていた山伏《やまぶし》が頭に黒い兜巾《ときん》をかぶっているのを見て、かたつむりかと早合点しています。

そこで山伏は、太郎冠者をからかってやろうと、腰の法螺貝《ほらがい》を見せたり、修験者《しゅげんじゃ》が着る羽織のような形の麻の衣を角のように差し上げたりして、自分がかたつむりだと信じさせ、太郎冠者に、「でんでんむしむし　でんでんむしむし」と囃《はや》させ、ふたりで踊り始めます。

それを見た主人は呆《あき》れますが、やがてお囃子《はやし》に引き込まれ、最後は浮かれていっしょに踊り出すのでした。

歌い方のポイント

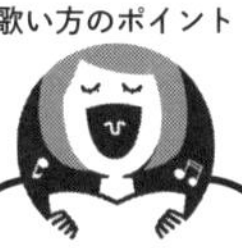

この曲は、小さな子もよく知っている曲です。前二行は低い音程でモゴモゴ動いていますが、「角だせ」で突然高い音になります。角が勢いよく出てくる様子をイメージして、空をめがけて発声するようにしてください。でんでん虫が目の前にいて、気合をかけるつもりで歌ってみるのも一興です。

黄《こ》金《がね》虫《むし》

CDトラック 4

作詞：野口雨情
作曲：中山晋平

野口雨情が大正11年（1922）7月に『金の塔』に詩を発表、曲は同年10月に中山晋平が発表した。

一、
黄《こ》金《がね》虫《むし》は　金《かね》持《も》ちだ
金《かね》蔵《ぐら》建《た》てた　蔵《くら》建《た》てた
飴《あめ》屋《や》で水《みず》飴《あめ》　買《か》って来《き》た

二、
黄《こ》金《がね》虫《むし》は　金《かね》持《も》ちだ
金《かね》蔵《ぐら》建《た》てた　蔵《くら》建《た》てた
子《こ》供《ども》に水《みず》飴《あめ》　なめさせた

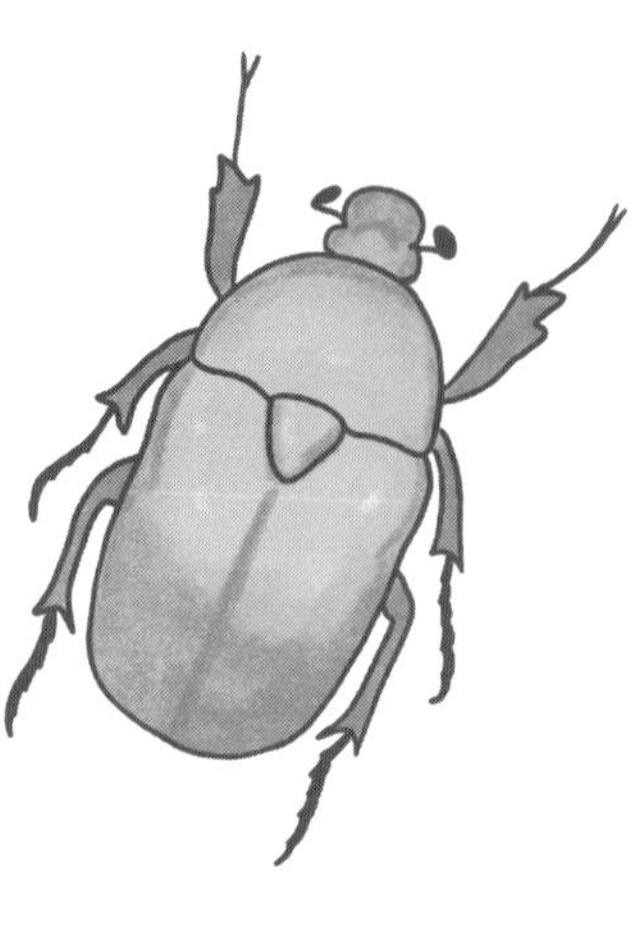

野口《のぐち》 雨情《うじょう》　生没年：明治15年（1882）～昭和20年（1945）。茨城県北茨城市出身の詩人、童謡・民謡作詞家。北原白秋、西條八十とともに、童謡界の三大詩人と謳われる。

歌い方のポイント

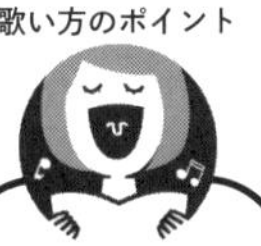

最初の二行「黄金虫は　金持ちだ　金蔵建てた　蔵建てた」までは、ゆるやかなメロディーに合わせて、ゆったりと歌いましょう。そしてオクターブが上がる「飴屋で」の「あ」で音程を外さないように注意しましょう。

風刺が込められた曲

　野口雨情の生家は、磯原御殿と呼ばれ、父・量平は村長になるほどの資産家でした。しかし、雨情が22歳のとき、父親が借財を残して亡くなります。雨情は一家を養うため南《みなみ》樺太《からふと》で事業に手を出しますが失敗してしまい、その後は新聞記者として北海道の新聞社を転々とします。

　そんな雨情が29歳になったとき、母親が死去。雨情は帰郷して山林管理や農業にも従事しますが、うまくいかず、ついに古くなった蔵を解体して隣村のお金持ちの醤油屋《しょうゆや》に売ることになりました。解体された木材が荷馬車で運ばれるのをじっと見ていた雨情が、家に入るなり書いたのが「黄金虫」です。黄金虫は黄金の羽を持っているから金持ちだ。蔵も建てた。その金持ちの黄金虫が飴の中で一番安い水飴を買って子供になめさせた……。そんな、お金持ちに対する痛烈な風刺が込められています。

　ちなみに、雨情の故郷である茨城県のある北関東では、チャバネゴキブリのメスが産卵前にお腹の下に卵の入った袋を抱えるようになった姿が、まるでガマ口財布を持ち歩いているように見えることから「コガネムシ」とか「カネムシ」と呼ぶ習慣があるため、この曲の黄金虫はチャバネゴキブリのことだという説も!?　でもやっぱり、キラキラツヤツヤの黄金虫を歌ったものだと思いたいですね。

中《なか》山《やま》　晋《しん》平《ぺい》　生没年:明治20年(1887)～昭和27年(1952)。長野県中野市出身の作曲家。2000曲近くの童謡・流行歌・新民謡などを残した。

雪《ゆき》

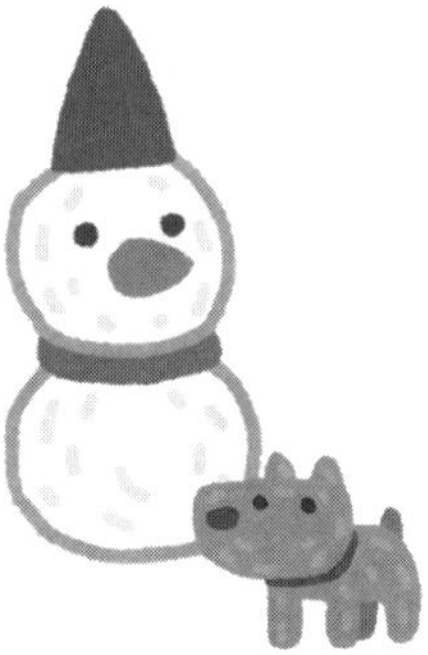

CDトラック
5

作詞：不詳
作曲：不詳

明治44年（1911）に刊行された『尋常小学唱歌　第二学年用』に掲載されたのが初出。

一、雪《ゆき》やこんこ　霰《あられ》やこんこ
降《ふ》っては降《ふ》っては
ずんずん積《つも》る
山《やま》も野《の》原《はら》も　綿《わた》帽《ぼう》子《し》かぶり
枯《か》木《れき》残《のこ》らず　花《はな》が咲《さ》く

二、雪《ゆき》やこんこ　霰《あられ》やこんこ
降《ふ》っても降《ふ》っても
まだ降《ふ》りやまぬ
犬《いぬ》は喜《よろこ》び　庭《にわ》駆《か》けまわり
猫《ねこ》は火《こ》燵《たつ》で　丸《まる》くなる

【註】「綿帽子」とは、和式の婚礼の儀において、花嫁が文金高島田を結った髪の上にかぶる白い袋状の被り物のこと。

子供たちには遊びの天国

坂道の雪はすべり台、家の門には雪だるま、広場では雪合戦……。そうした遊びは、子供にとってはたまらない冬の楽しみです。でもそれを思いきり楽しむには、少ない雪では困ります。だから子供たちは、空に向かって「雪やこんこ」（「来い来い」の軽い命令形＝「来む来む」）と命令しているのです。

この曲は、子供たちに美しい日本の国土を教えるためにつくられた文部省唱歌で、軽快なメロディーはリズミカルで、思わず体を動かしたくなるような楽しさにあふれています。子供の気持ちに戻って、元気いっぱいに歌いましょう。

何度も歌っているうちに高音域をうまく出せるようになり、タッタカタッタカとリズミカルに歌えるようになるでしょう。

ところで、この曲については、ドヴォルザーク作曲の『聖書の歌』第10曲（終曲）の「主に向かいて新しき歌を歌え」に似ているといわれていますが、この曲が文部省唱歌とされたのは、文部省（現在の文部科学省）が積極的に海外の音楽を取り入れようとしていた時代です。

そういう時代背景を考えると、「雪」もまた、「聖書の歌」からインスピレーションを得ている可能性は否定できないでしょう。

歌い方のポイント

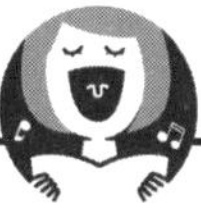

「雪やこんこん」と擬態・擬音語のように歌う方もおられますが、これも風物詩の趣があります。本来、「こんこん」は「来い来い」の軽い命令形ですが、それぞれ気分に合わせて「こんこ」でも「こんこん」でも楽しく歌えばいいと思います。唇を、はっきりしっかり動かして歌うと、なんだか暖かくなってきます。

兎《うさぎ》のダンス

CDトラック 6

作詞：野口雨情
作曲：中山晋平

野口雨情と中山晋平のコンビにより、大正13年（1924）に刊行された児童雑誌『コドモノクニ』で初めて発表された。

一、ソソラ　ソラ　ソラ　兎《うさぎ》のダンス
タラッタ　ラッタ　ラッタ
ラッタ　ラッタ　ラッタ　ラ
脚《あし》で　蹴《け》り蹴《け》り
ピョッコ　ピョッコ　踊《おど》る
耳《みみ》に鉢巻《はちまき》
ラッタ　ラッタ　ラッタ　ラ

二、ソソラ　ソラ　ソラ　可愛《かわい》いダンス
タラッタ　ラッタ　ラッタ
ラッタ　ラッタ　ラッタ　ラ

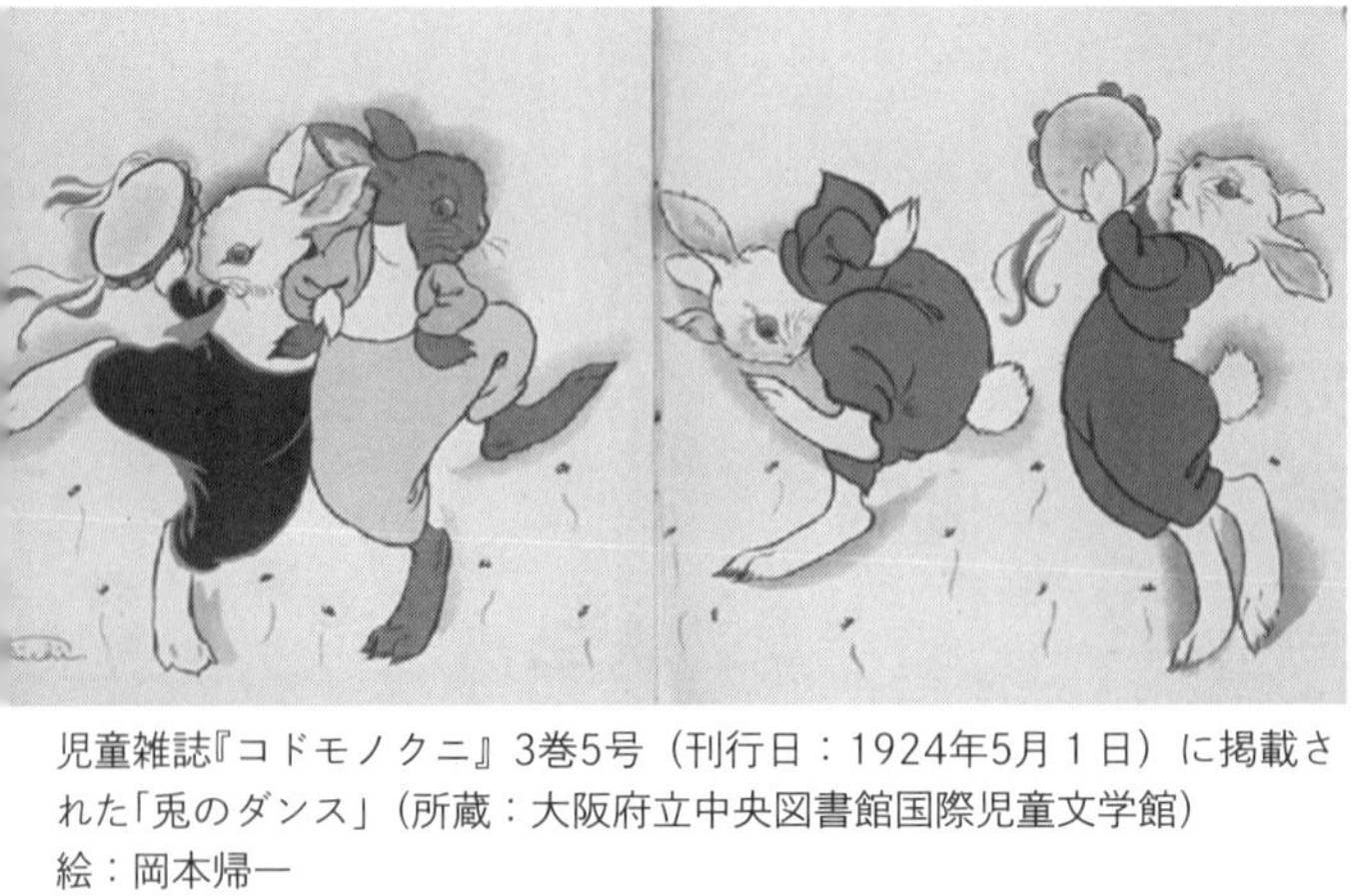

児童雑誌『コドモノクニ』3巻5号（刊行日：1924年5月1日）に掲載された「兎のダンス」（所蔵：大阪府立中央図書館国際児童文学館）
絵：岡本帰一
出典：「国立国会図書館国際子ども図書館　絵本ギャラリー」より

とんで　跳《は》ね跳《は》ね
ピョッコ　ピョッコ　踊《おど》る
脚《あし》に赤靴《あかぐつ》
ラッタ　ラッタ　ラッタ　ラッタ　ラ

歌い方のポイント

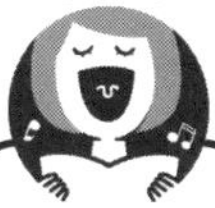

リズミカルで、呼吸を整えるには絶好の曲です。雨情が忙しくお箸を動かし、あちこちのお餅をひっくり返している。そんな情景を思い浮かべながら、軽快に歌いましょう。手を動かしたり、椅子に座って足を動かしながら歌ってみましょう。

お餅は膨らむ　雨情のお箸は忙しい

　野口雨情の長男・雅夫さんは「父はお餅が大好きで、焼くのも上手でした。膨らんだりへこんだりするお餅の様子から兎のダンスを思い浮かべ、この詩が生まれたのでしょう」とおっしゃっています。お餅を数個、一度に金網にのせると、白い中身は兎のお耳、ピョッコピョッコ飛び出し、箸捌《はしさば》きはタラッタラッタとタップダンスを踊っているようで、なんとも楽しそう！

　この曲は子供のための遊戯曲ですが、歌っていると、子供が鉢巻きを兎の耳のように巻き、赤い靴を履いて踊っている……そんなかわいい情景も浮かんできそうです。

キンタロー

CDトラック 7

作詞：石原和三郎
作曲：田村虎蔵

この曲は、明治33年（1900）に刊行された『幼年唱歌』に掲載されたのが初出とされる。

一、マサカリカツイデ　キンタロー
クマニマタガリ　オウマノケイコ
ハイシィ　ドゥドゥ　ハイドウドウ
ハイシィ　ドゥドゥ　ハイドウドウ

二、アシガラヤマノ　ヤマオクデ
ケダモノアツメテ　スモウノケイコ
ハッケ　ヨイヨイ　ノコッタ
ハッケ　ヨイヨイ　ノコッタ

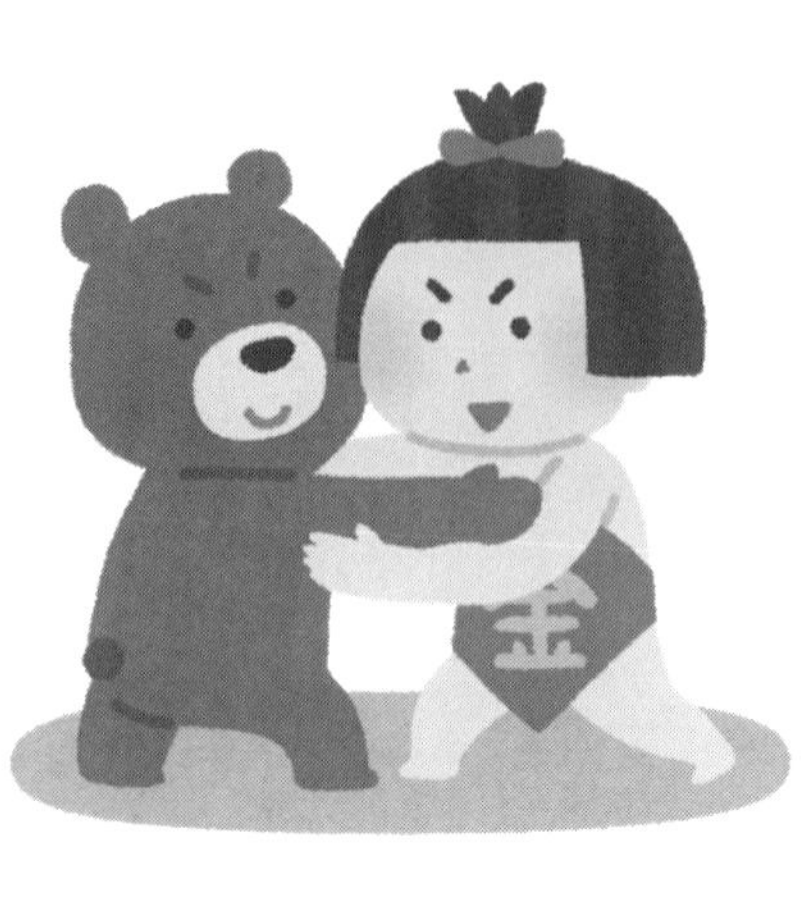

石《いし》原《はら》 和《わ》三《さぶ》郎《ろう》 生没年：慶応元年（1865）～大正11年（1922）。群馬県みどり市出身の作詞家。坪内逍遙のもとで『小学国語読本』編纂に携わった。

歌い方のポイント

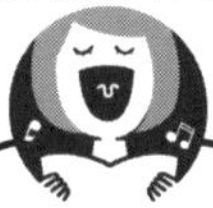

お腹の底から声を出し、特に「ハイシィ　ドゥドゥ　ハイドゥドゥ」というフレーズは元気いっぱい歌いましょう。言葉を区切るように、おおげさに言えば、お腹の筋肉を動かして、一語一語をぶつけるように歌ってみましょう。腹筋ピクピクです。

伝説から生まれた1曲

　キンタロー（金太郎）は実在した平安時代後期の武士、坂田《さかたの》金時《きんとき》の幼名です。相州《そうしゅう》（現在の神奈川県）の足柄山《あしがらやま》で山姥《やまんば》の子として誕生したと伝えられ、幼い頃に熊や猪と遊んだことから大力の持ち主となりました。

　大きくなった金太郎は足柄峠で源《みなもとの》頼光《よりみつ》に出会います。頼光は金太郎が大力の持ち主であることを見抜き家来に加えて、坂田金時という名を与えます。そして、頼光四天王のひとりとなった金時は丹波の国の大江山に棲む「酒《しゅ》呑《てん》童《どう》子《じ》」の鬼退治で大力を発揮し大活躍します。鬼というのは山賊のことですね。

　この武勇伝が、平安時代末期に成立した『今昔物語集』（巻28）に書かれていて、江戸時代には浄瑠璃や絵本を通して子供の世界の英雄となったのです。

　ところで「はっけよい」は両力士が動かない場合に用いる掛け声で、日本相撲協会では「ハッキヨイ」として「発揮揚々」の意としているそうです。

『暮らしのことば　語源辞典』（講談社）では、ハッをハヤ（早）の転（変化）と考え、これにキホフ（競ふ）の命令形キホへが下接した形と書かれています。つまり、「じっとしていないで、早く（ハッ）競い（キホへ）なさい」という掛け声なのです。

田村《たむら》　虎蔵《とらぞう》　生没年：明治６年（1873）〜昭和18年（1943）。鳥取県岩美町出身の作曲家。言文一致唱歌を提唱し、『尋常小学唱歌』などの編集にあたった。

人は、呼吸するとき、胸、首、肩の筋肉を使って胸を大小させながら行う「胸式呼吸」か、胸と腹の間にある筋肉「横隔膜」を上下させて、内臓やお腹を動かしながら行う「腹式呼吸」を使っています。

ふだんは、無意識のうちに、このふたつの呼吸法のいずれかを使い分けていますが、「深い呼吸」をするには腹式呼吸のほうが向いています。この腹式呼吸を身につけるには、歌を歌うのがいちばん手軽な方法です。

まず、姿勢を正し、息を吸って、横隔膜を意識しながらお腹を膨らませましょう。そのとき、たとえば好きな花の匂いを嗅ぐときのイメージを思い出しながら、ゆっくりと息を吸い込みます。

次に、お腹に溜まっている息をゆっくりと吐き出します。

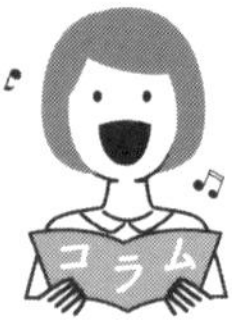

深く息をする腹式呼吸を身につけましょう

そのとき、お腹に両手の手のひらをあてると、お腹がへこんでいくのを実感できるでしょう。

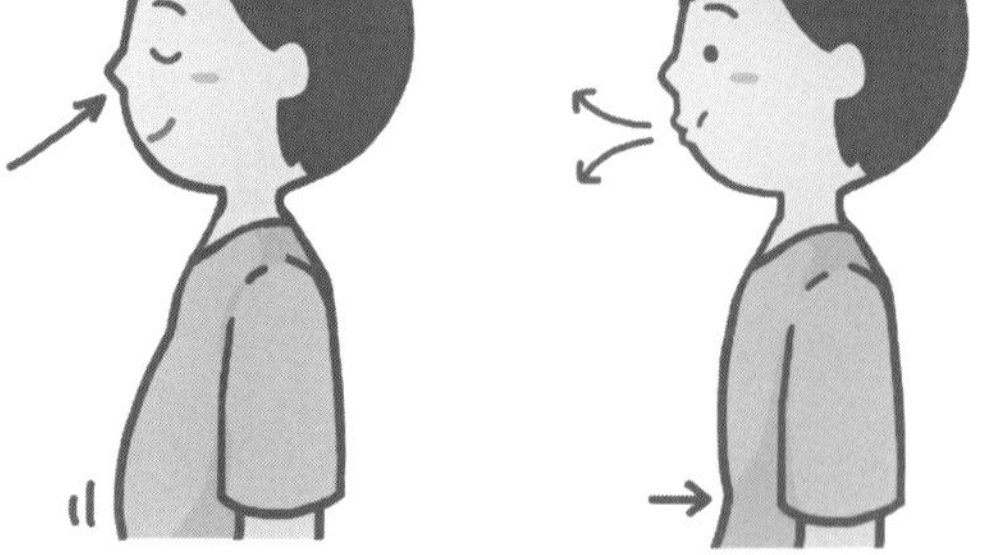

息を吸い込むときは、
花の匂いを嗅ぐイメージで！
そしてゆっくりと吐き出します。

レッスン2
上手に呼吸を整える
ための23曲

レッスン2では、演奏時間1分以上2分以内の曲を
集めました。歌っているときではなく、
前奏の段階から呼吸を整えるように心がけることが大切です。

しゃぼん玉《だま》

CDトラック 8

作詞：野口雨情
作曲：中山晋平

野口雨情による詩が仏教児童雑誌『金の塔』に発表されたのは大正11年（1922）。その翌年、中山晋平によるメロディーが譜面集『童謡小曲』に発表された。

一、しゃぼん玉《だま》　飛《と》んだ
屋根《やね》まで飛《と》んだ
屋根《やね》まで飛《と》んで　こわれて消《き》えた

二、しゃぼん玉《だま》　消《き》えた
飛《と》ばずに消《き》えた
生《う》まれてすぐに　こわれて消《き》えた
風《かぜ》　風《かぜ》　吹《ふ》くな
しゃぼん玉《だま》　飛《と》ばそ

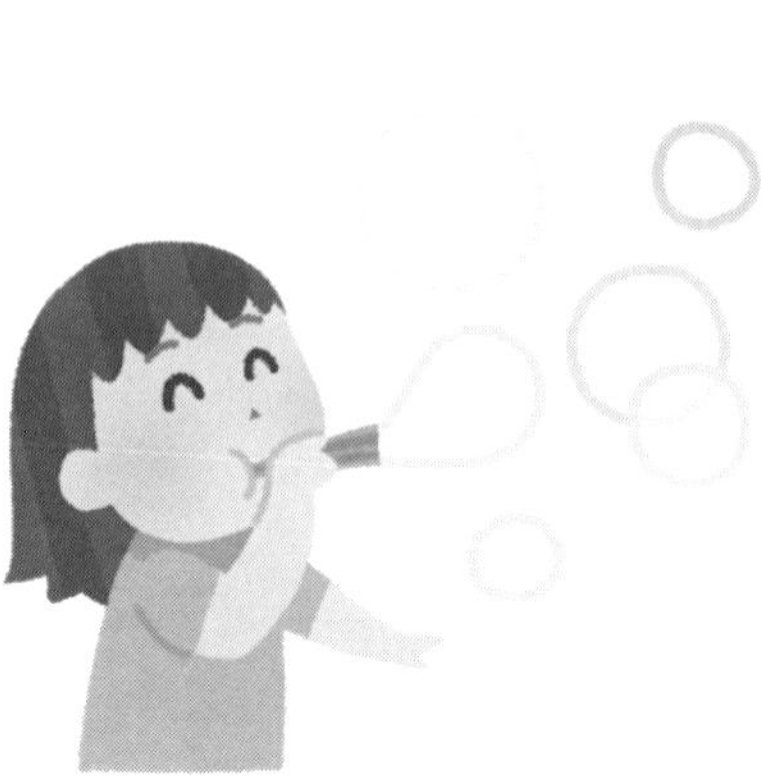

歌い方のポイント

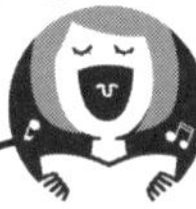

中山晋平の前奏のリズムはヨチヨチ歩き、しかし歌い出しは、シャという低い音からボンと高い音に元気よく飛び跳ねます。そのあと「消えた」をやさしく繰り返しながらも、結びは元気いっぱいのメロディーとなります。

みどり児《ご》よ！　病に負けるな、元気に育て！

　野口雨情が、明治41年（1908）3月、北海道・小樽《おたる》で暮らしていたとき、長女・みどりが誕生します。人形のように愛らしい赤ん坊でしたが、生まれて8日目に死んでしまいました。

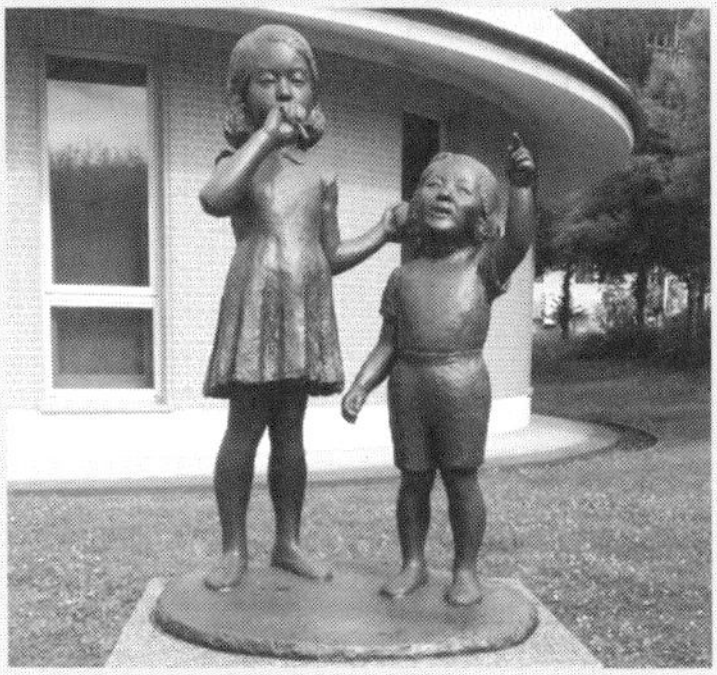

中山晋平記念館に建てられている「シャボン玉像」
提供：中山晋平記念館

　この「しゃぼん玉」の詩は、それから14年後に発表されたものですが、幼くして逝ったわが子の儚《はかな》い命への想いは、まだまだ雨情の心に深く残っていたのでしょう。「消えた」というフレーズが繰り返され、雨情の悲しみが伝わってきます。

　しかし雨情はポジティブです。詩の結びを「風　風　吹くな　しゃぼん玉　飛ばそ」としています。この詩から伝わってくるのは、「病魔よ、幼い命に手を出すな！　みどり児よ、多くの幼い子供たちよ。病気なんかに負けるな！」という雨情の熱い想いです。

　そんな詩に合わせて中山晋平がつくり出したメロディーは、まさに雨情の「元気に育て！」の想いに応えています。詩と曲がみごとに一体となった童謡の名曲だと言えるでしょう。

朧《おぼろ》月《づき》夜《よ》

CDトラック 9

作詞：高野辰之
作曲：岡野貞一

大正3年（1914）刊行の『尋常小学唱歌　第六学年用』に初出。検定教科書が用いられるようになった昭和23年（1948）以降も音楽教科書に採用されている。

一、
菜《な》の花畠《はなばたけ》に　入日《いりひ》薄《うす》れ
見《み》わたす山《やま》の端《は》　霞《かすみ》ふかし
春風《はるかぜ》そよふく　空《そら》を見《み》れば
夕月《ゆうづき》かかりて　におい淡《あわ》し

二、
里《さと》わの火影《ほかげ》も　森《もり》の色《いろ》も
田中《たなか》の小路《こみち》を　たどる人《ひと》も
蛙《かわず》のなくねも　かねの音《おと》も
さながら霞《かす》める　朧月夜《おぼろづきよ》

【註】「里わ」とは、「人里のあたり」という意味

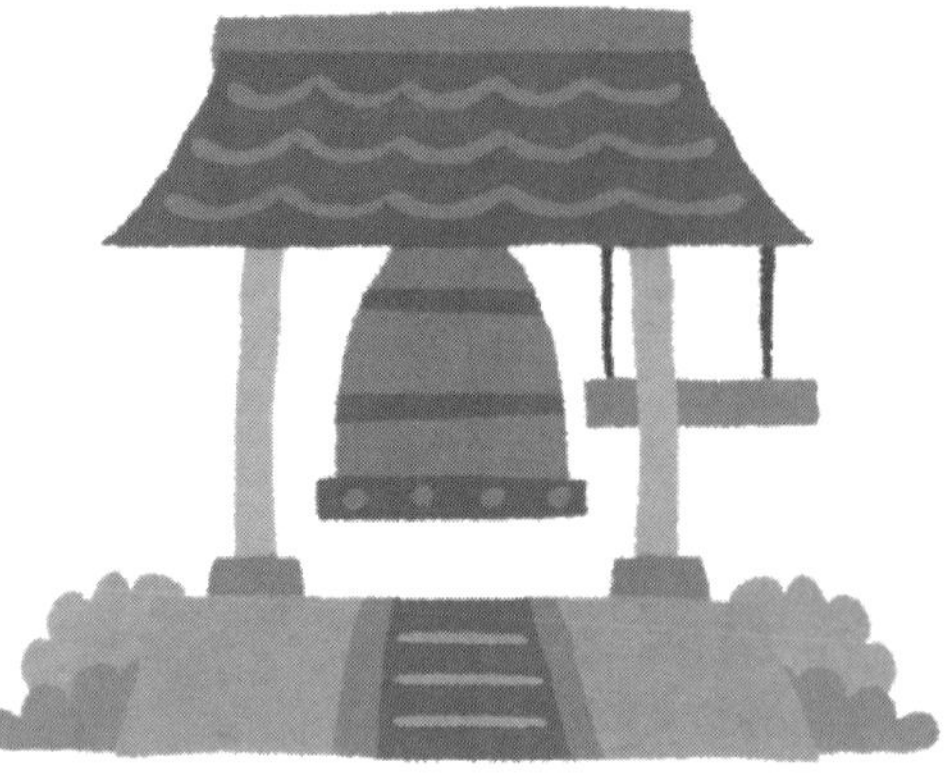

高野《たかの》 辰之《たつゆき》　生没年：明治9年（1876）～昭和22年（1947）。長野県中野市出身の国文学者・作詞家。「故郷」「春がきた」なども彼の作品である。

歌い方のポイント

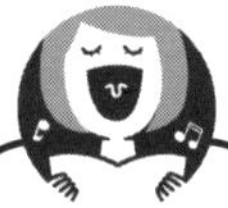

日本の原風景です。文語体の歌詞は田園の夕景を美しく歌い上げています。特に二番は動画を見ているようです。絵を描くような気持ちで、旋律の高まりを感じ取りながら、強弱を付け、表情豊かに歌うよう心がけましょう。

日本の原風景を歌った名曲

高野辰之の生まれ故郷は長野県永江村（現在の長野県中野市永江地区）です。永江尋常小学校を卒業すると、隣村の下《しも》水内《みのち》高等小学校に入学します。

学校までの道の途中には、一面に広がる菜の花畑があり、生家の近くには、真宝寺という浄土真宗本願寺派のお寺もありました。

高野辰之は11歳から14歳までの4年間、真宝寺の鐘の音を聞き、春には菜の花を眺めながら、往復16キロの道を通いました。

高等小学校を卒業した彼は永江尋常小学校の代用教員となりますが、3年後には長野県師範学校に進んで4年後に卒業した後、かつて菜の花畑を見ながら通った下水内高等小学校に赴任します。

多感な少年時代の思い出の奥には、菜の花畑と夕月の残映がありました。

春風が菜の花の淡い匂いを運び、脳裏には蛙の声が聞こえ、真宝寺の鐘の音の響きもありました。

これらが後に、高野辰之の言葉の絵筆となって、日本の原風景が描かれたのです。

高野辰之は、その晩年を長野県下高井郡の野沢温泉で過ごしました。今、野沢温泉村には記念館「おぼろ月夜の館　斑山《はんざん》文庫」が建てられています。

岡《おか》野《の》　貞《てい》一《いち》　生没年:明治11年（1878）～昭和16年（1941）。鳥取県鳥取市出身の作曲家。大正7年（1918）から文部省編纂の尋常小学唱歌の作曲委員を務めた。

虫《むし》のこえ

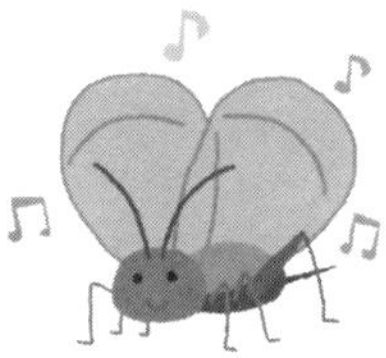

CDトラック
10

作詞：不詳
作曲：不詳

明治43年（1910）に刊行された『尋常小学読本唱歌』に掲載されたのが初出とされている。

一、あれ松虫《まつむし》が鳴《な》いている
ちんちろ　ちんちろ
ちんちろりん
あれ鈴虫《すずむし》も　鳴《な》きだした
りんりん　りんりん
りいんりん
秋《あき》の夜長《よなが》を　鳴《な》き通《とお》す
ああ　おもしろい虫《むし》のこえ

二、きりきり　きりきり
こおろぎや
がちゃ　がちゃ　がちゃ
がちゃ　くつわ虫《むし》
あとから馬《うま》おい　おいついて
ちょんちょん　ちょんちょん
すいっちょん
秋《あき》の夜長《よなが》を　鳴《な》き通《とお》す
ああ　おもしろい虫《むし》のこえ

【註】昭和7年（1932）の『新訂尋常小学唱歌』では、もともとの歌詞にあった「きりぎりす」が「こおろぎ」を指す古語であり、「きりきり」は「こおろぎ」の鳴き声を表現したものだという理由で、「きりぎりす」が「こおろぎや」に改められた。

歌い方のポイント

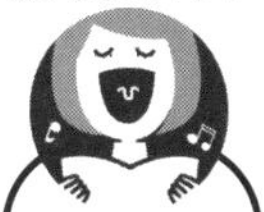

歌詞に登場する虫といっしょになって、秋の夜の静かな気配を感じながら歌いましょう。

虫の声は欧米人には雑音!?

中公新書『胎児の世界』（三木成夫著）の中に、欧米人は虫の声を一種の〝雑音〟として右の音楽脳で受け止めている、しかし「日本人は左の言語脳で聞くらしい」と書かれています。この具体的事例が新潮新書『国家の品格』（藤原正彦著）にありました。〈スタンフォード大学の教授が私の家に遊びに来ました。秋だったのですが夕方ご飯を食べていると、網戸の向こうから虫の声が聞こえてきました。教授は〝あのノイズは何だ〟と言いました〉（同書より）

音楽脳の右脳で聞くスタンフォード大学の教授にとっては、虫の声は単なる雑音にすぎなかったのです。

昔から、日本人は虫の声や鳥獣の鳴き声を左の言語脳で、人の声と同じように聞いていました。これは世界の中で日本人とポリネシア人だけだそうです。

日本語にオノマトペ（擬音・擬声語）が外国の言語より多くある理由です。それだけに日本語から外国語への翻訳はたいへんです。

擬態語でも「彼は彼女をじろりと見た」など、翻訳者泣かせの一例です。そして、ウグイスは「法《ほう》・法華経《ほけきょ》」、セミは「つくつく法師《ほうし》」と鳴く……。これはもう擬声語や擬態語を越えた、日本ならではのファンタジー語です。

案山子《かかし》

作詞：武笠三
作曲：不詳

CDトラック 11

明治44年（1911）に刊行された『尋常小学唱歌　第二学年用』に掲載された。

一、
山田《やまだ》の中《なか》の一本足《いっぽんあし》の案山子《かかし》
天気《てんき》のよいのに蓑笠《みのかさ》着《つ》けて
朝《あさ》から晩《ばん》までただ立《た》ちどおし
歩《ある》けないのか　山田《やまだ》の案山子《かかし》

二、
山田《やまだ》の中《なか》の一本足《いっぽんあし》の案山子《かかし》
弓矢《ゆみや》で威《おど》して力《りき》んで居《お》れど
山《やま》では烏《からす》がかあかと笑《わら》う
耳《みみ》が無《な》いのか　山田《やまだ》の案山子《かかし》

【註】「山田」とは、なだらかな山あいにある田のこと。

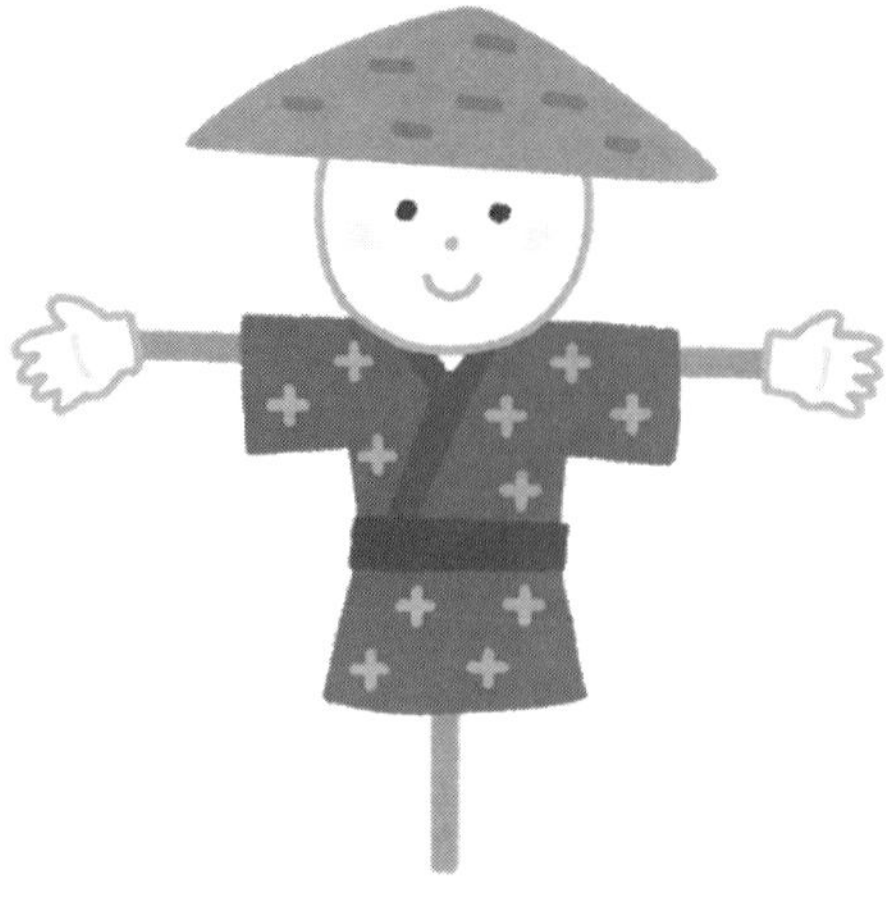

武笠《むかさ》 三《さん》　生没年：明治４年（1871）～昭和４年（1929）。埼玉県さいたま市出身の国文学者。明治41年（1908）に文部省に招かれ、17年間、教科書の編纂に携わった。

歌い方のポイント

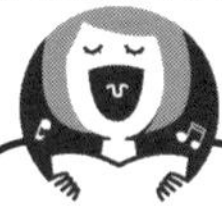

どちらかと言えば、フラットなメロディーですから、歌い方もフラットになるのが自然です。しかし、「一本足の」と「案山子」だけはスタッカートで、一音一音を切って力強く歌ってみてください。「カ！　カ！　シ！」と、案山子にも歌い手にも気合が入ります。

なぜ「案山子」を「カカシ」と読むの？

もともと日本で「カカシ」という言葉は「においを嗅がせる意味」の動詞、嗅がすの連用形「カガシ」が転じたものでした。鳥や獣に田畑を荒らされるのを防ぐために、髪の毛やぼろ布を焼いたりして、そのにおいを嗅がせたのです。

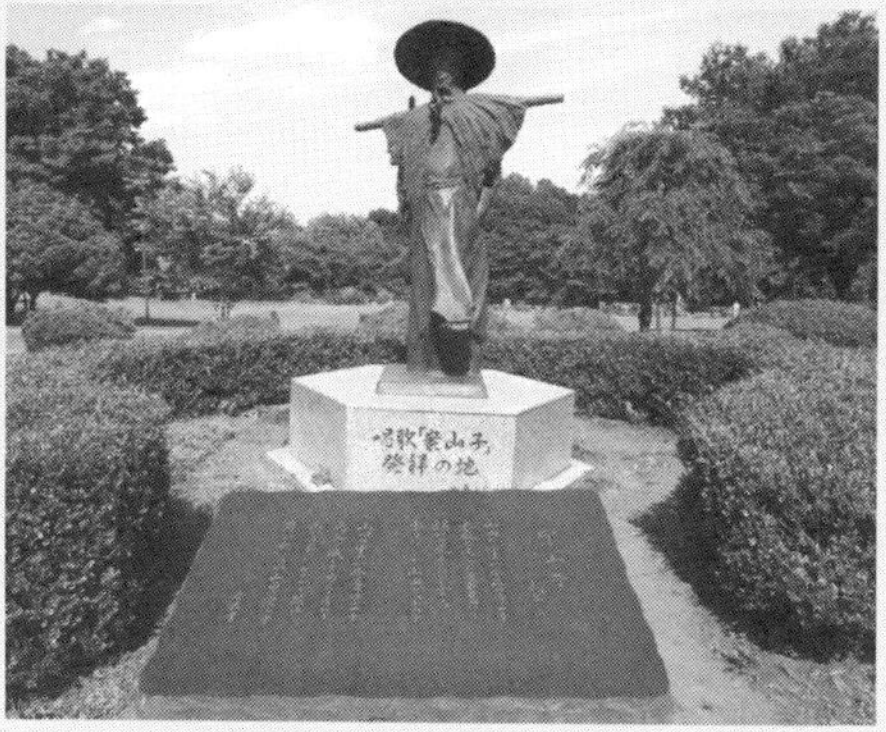

武笠三の故郷・さいたま市の「見沼氷川公園」の「案山子」の歌碑。
出典：「歌碑を訪ねて西東」より

一方、中国では、宋代の禅書『景《けい》徳《とく》伝《でん》灯《とう》録《ろく》』に「案山子」という言葉が出てきます。「案山」（低い机のような平らな山）にある、田を守る「子」（人・人形）という意味ですが、これが「カカシ」に結びついたものと考えられます。

私事ですが、平成23年（２０１１）から平成30年（２０１８）まで、横浜のコシ産婦人科医院で「童謡・唱歌ミニコンサート」を開いていましたが、この「案山子」を歌ったときのアンケートに、「なんだか案山子さんが可哀想」と書かれているのがありました。やさしい妊婦さんですね。

紅葉《もみじ》

CDトラック 12

作詞：高野辰之
作曲：岡野貞一

明治44年（1911）刊行の『尋常小学唱歌　第二学年用』に掲載されたのが初出。

一、秋《あき》の夕日《ゆうひ》に　照《て》る山紅葉《やまもみじ》
濃《こ》いも薄《うす》いも　数《かず》ある中《なか》に
松《まつ》をいろどる　楓《かえで》や蔦《つた》は
山《やま》のふもとの　裾模様《すそもよう》

二、渓《たに》の流《ながれ》に　散《ち》り浮《う》く紅葉《もみじ》
波《なみ》にゆられて　離《はな》れて寄《よ》って
赤《あか》や黄色《きいろ》の　色様々《いろさまざま》に
水《みず》の上《うえ》にも　織《お》る錦《にしき》

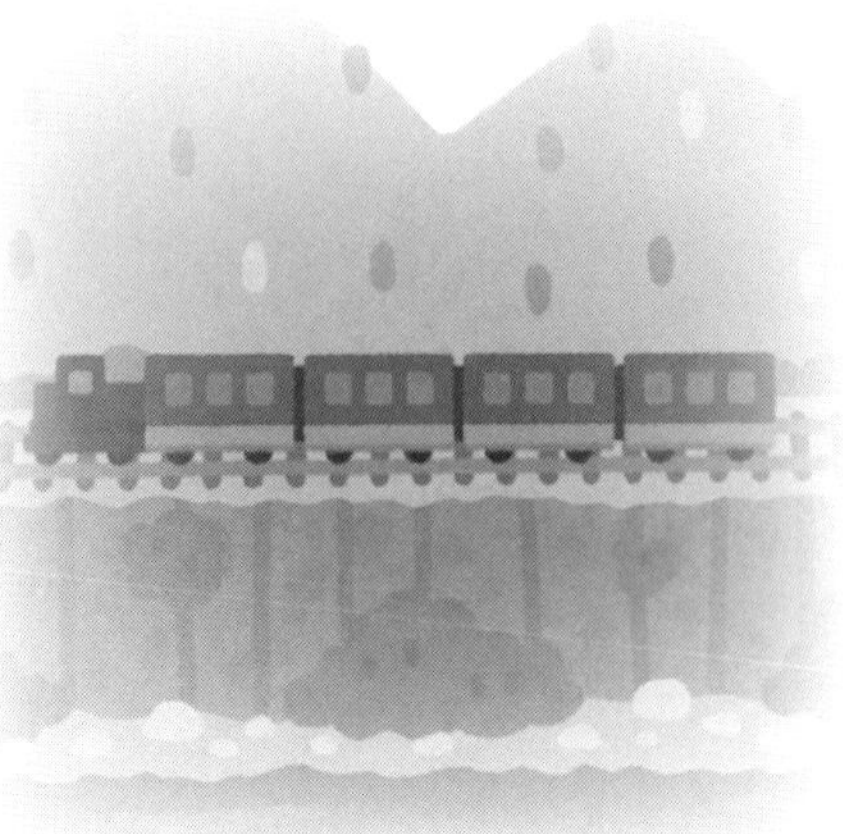

【註】「紅葉《もみじ》」は特定の植物の名前ではなく、秋になると紅葉《こうよう》したり、黄葉《こうよう》する植物の総称。歌詞に出てくる「山紅葉《やまもみじ》」「楓《かえで》」「蔦《つた》」などは、まさに「紅葉《もみじ》」の代表である。

歌い方のポイント

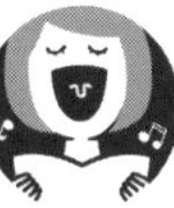

この歌も日本の原風景を歌ったもの。美しい日本の風景を想い浮かべながら、絵を描くように歌ってみましょう。あなたの発声、音声は絵筆であり絵具、そしてお部屋の空間はキャンバスです。ゆったり呼吸をしながら歌い上げましょう。

今は廃線となったアプト式鉄道

碓《うす》氷《い》峠の山紅葉は夕日に映え、ふもとには松や楓、蔦が色どりを添えている。
川に注ぐ渓間の流れには赤や黄色の紅葉の葉が寄り添ったり離れたり、浮いたり沈んだり錦織りのようだ……。

　この詩を生んだ原風景は、高野辰之の経験にありました。

　高野辰之は、故郷・長野県下《しも》水《みの》内《ち》郡《ぐん》永江村（現在の長野県中野市永江地区）の墓参りのたびに、信越本線の横川・軽井沢間のアプト式鉄道に乗っていました。

　アプト式とは急坂用の歯車式鉄道で機関車の下の中央にある歯車と軌道の中央に取り付けた滑り止めの歯のあるレールとをかみ合わせて登り下りする方式です。

　今は廃線となっていますが、超低速ですから充分に景色が眺められましたし、途中の熊ノ平駅ではしばし停車しましたから、紅葉のパノラマが楽しめました。

　高野辰之は、その風景を言葉にのせ、言葉を絵筆として、前述した「朧月夜」と同様に、日本の原風景を描いたのでした。

　なお、「渓《たに》」は川に注ぐ谷間の流れ、山間に水をたたえたところという意味ですが、「谷」では水のない山あいのくぼみの意味もあることから「渓」にしたものと思われます。

故《こ》郷《きょう》の空《そら》

CDトラック 13

作詞：大和田建樹
原曲：スコットランド民謡

明治21（1888）年に刊行された『明治唱歌　第一集』に掲載された。

一、夕《ゆう》空《ぞら》はれて　あきかぜふき
つきかげ落《お》ちて　鈴《すず》虫《むし》なく
おもえば遠《とお》し　故《こ》郷《きょう》のそら
ああ　わが父《ちち》母《はは》　いかにおわす

二、すみゆく水《みず》に　秋《あき》萩《はぎ》たれ
玉《たま》なす露《つゆ》は　すすきにみつ
おもえば似《に》たり　故《こ》郷《きょう》の野《の》辺《べ》
ああ　わが兄《はら》弟《から》　たれと遊《あそ》ぶ

大《おお》和《わ》田《だ》　建《たけ》樹《き》　生没年：安政４年（1857）～明治43年（1910）年。愛媛県宇和島市出身の詩人・国文学者。よく知られる「鉄道唱歌」（66番まである！）も彼の作品だ。

おもえば遠《とお》し　故郷《こきょう》のそら
ああ　わが父《ちち》母《はは》　いかにおわす

歌い方のポイント

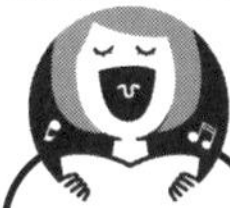

この曲は、「長短長短」とリズムが変化します。その変化に気をつけて、メリハリをつけて歌いましょう。言葉の情緒に溺れてください。溺れることで、この歌の言葉・メロディーと一体になれるのです。

原曲はスコットランドのちょっとHな民謡

私たち、「早大グリークラブ」（ワセグリ）OBは、まさに群雄割拠といったところでいくつものグループに分かれています。

その中でも、加齢レベル二番手の「倶楽部グリー」は、毎年のようにハーバード大学の「クロコディロス」とジョイントコンサートをしていますが、ある年の打ち上げで、倶楽部グリーの面々がこの歌を原語で歌い出したとたん、クロコディロスのみなさんがくすくす笑い出したのを思い出します。

実は、「故郷の空」の原曲のタイトルは、「Comin, Thro, the Rye」（ライ麦畑で出逢うと）です。歌詞を直訳で歌うと、「誰かが誰かと麦畑で出逢ったら、きっとキッスを交わすでしょう。でもいいじゃないか」となります。

それを大和田建樹は「夕空はれて　あきかぜふき　つきかげ落ちて　鈴虫なく」としました。情緒を風雅に遊ばせる明治の人の品格ある感性が偲ばれます。英語文化圏のちょっとHな歌も、日本では花鳥風月《かちょうふうげつ》の歌となるのです。

ふじの山《やま》

CDトラック
14

作詞：巖谷小波
作曲：不詳

明治43年（1910）に刊行された『尋常小学読本唱歌』が初出。後に「ふじ山」のタイトルで、小学校3年生の歌唱共通教材に指定されている。

一、
あたまを雲《くも》の　上《うえ》に出《だ》し
四方《しほう》の山《やま》を　見《み》おろして
かみなりさまを　下《した》にきく
ふじは日本一《にっぽんいち》の山《やま》

二、
青《あお》ぞら高《たか》く　そびえたち
からだに雪《ゆき》の　きものきて
かすみのすそを　とおくひく
ふじは日本一《にっぽんいち》の山《やま》

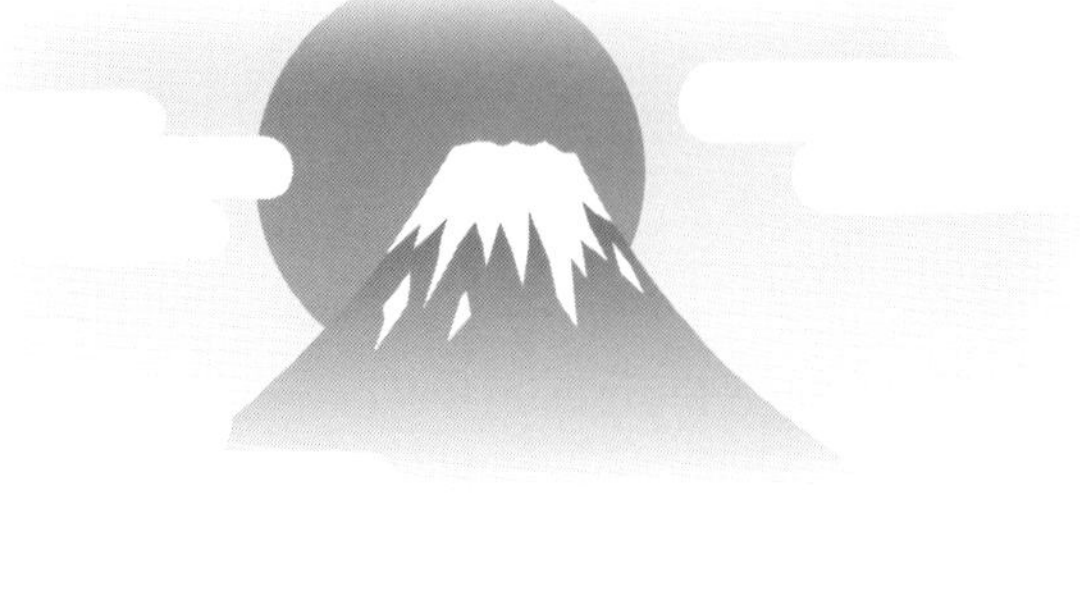

巖谷《いわや》 小波《さざなみ》　生没年：明治３年（1870）～昭和８年（1933）。東京都千代田区出身の作家・児童文学者・俳人。『こがね丸』は、日本初の創作童話とされている。

歌い方のポイント

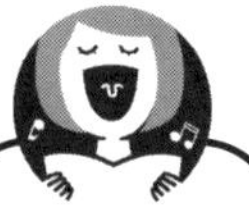

七五調の歌詞で、簡単で覚えやすいメロディーです。堂々と、大きく大きく歌いましょう。あなたは今、日本一の歌い手です！　雄大な富士山の姿を思い浮かべながら、深く呼吸して悠々と歌いましょう。

日本を象徴する富士の山

標高３７７６《ミナナロー》メートル……高いですね。頭は雲の上に出ますよね。平成25年（２０１３）には、「信仰の対象と芸術の源泉」として世界文化遺産に登録されました。

そもそも日本の山岳信仰は、富士山より始まったといわれますが、その富士山には浅間《せんげん》大社があります。

浅間大社は古くは「あさま」と呼ばれていたとか。「あさま」はアイヌ語で火を吹いて燃える岩のことですが、富士が火をあげている頃の呼称だったのでしょう。「せんげん」と呼ばれるようになったのは中世（鎌倉・室町）以降のこととされます。

その浅間大社の奥宮は富士山頂に鎮座していますが、頂上の噴火口は大内院と呼ばれ、浅間大神の幽宮《ゆうきゅう》といわれる禁足地とされ、その深さは八合目にまで達します。つまり、八合目以上は浅間大神の境内地なのです。

ただ困ったことに、浅間大社の奥宮は静岡県富士宮市ですが、大内院については江戸時代の駿甲（駿河国VS.甲斐国）の国境争いが、今でも静岡・山梨の県境争いへと続いており、決着がついておらず、大内院は住所表示ができません。浅間大神は住所がなくてお困りなのです。

ちなみに、富士五湖（山中湖、河口湖、西湖、精進湖、本栖湖）はすべて山梨県です。

赤《あか》い靴《くつ》

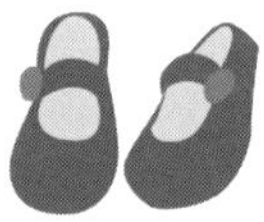

CDトラック 15

作詞：野口雨情
作曲：本居長世

大正10年（1921）に刊行された雑誌『小学女生』12月号（実業之日本社）に掲載された。

一、赤《あか》い靴《くつ》　はいてた　女《おんな》の子《こ》
異人《いじん》さんに　つれられて　行《い》っちゃった

二、横浜《よこはま》の　埠頭《はとば》から　船《ふね》に乗《の》って
異人《いじん》さんに　つれられて　行《い》っちゃった

三、今《いま》では　青《あお》い目《め》に　なっちゃって
異人《いじん》さんのお国《くに》に　いるんだろう

四、赤《あか》い靴《くつ》　見《み》るたび　考《かんが》える
異人《いじん》さんに逢《あ》うたび　考《かんが》える

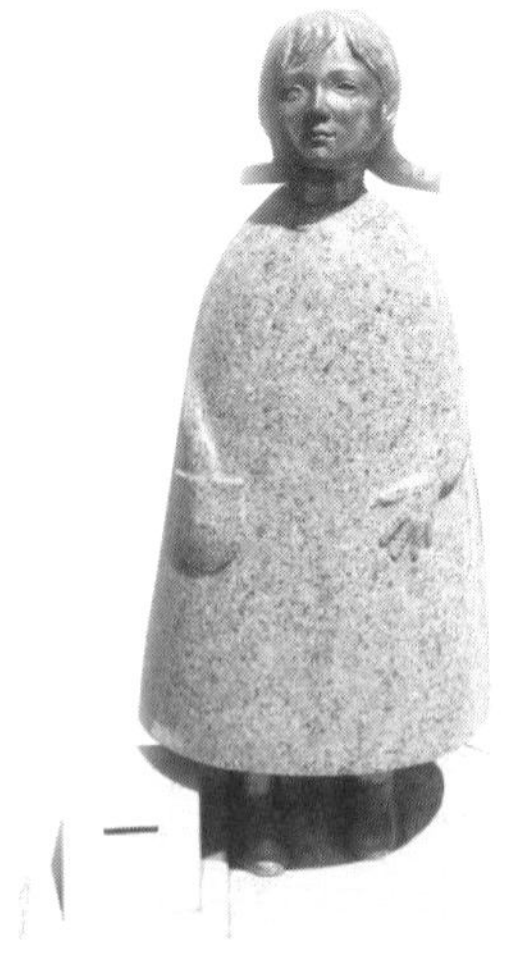

パティオ十番にある 赤い靴の「きみちゃん」像（東京都港区麻布十番）。
出典：「歌碑を訪ねて西東」より

本居《もとおり》 長世《ながよ》　生没年：明治18年（1885）～昭和20年（1945）。東京都台東区出身の童謡作曲家。「青い眼の人形」「七つの子」「汽車ポッポ」など多くの作品を残した。

異人さんのお国に行けなかったきみちゃん

赤い靴をはいていた女の子は、岩崎きみちゃん（明治35／1902年7月15日生まれ）といいます。きみちゃんは2歳のとき、母・かよさんに連れられて、静岡県から北海道に渡ります。

そこでかよさんは、鈴木志郎さんと再婚して、北海道虻《あぶ》田《た》郡《ぐん》真狩《まっかり》村《むら》へ入植しましたが、貧しさのため、きみちゃんをアメリカ人宣教師ヒューエット夫妻に養女として引き取ってもらいます。

その後、ヒューエット宣教師に帰国命令が出ますが、きみちゃんは肺結核で長い船旅は無理であることがわかり、東京の鳥居坂教会の孤児院に引き取られ、9歳で亡くなりました。

一方、鈴木さん夫妻は開拓に失敗、札幌に出て北鳴《ほくめい》新報に勤めて野口雨情と知り合い、涙ながらに「きみちゃんはその後どうなっているだろうか」と語ります。それを聞いた雨情がイメージを膨らませて書いたのが「赤い靴」でした。

それから年月が流れ、平成元年（1989）2月28日、孤児院跡近くに「きみちゃん」の像が建てられると、その日の夕方、像の足もとに18円のお金が置いてありました。像の管理をされている山本仁壽《きみとし》さん（明治大学グリークラブOB）が小さな募金箱を置き、その18円を入れておいて以来、人々の浄財は途絶えることなく続き、麻布十番商店街は人々の浄財を、日本ユニセフ協会へ寄付し続けています。

歌い方のポイント

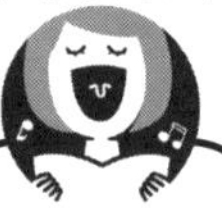

赤い靴、異人さん、横浜の埠頭、青い目……。日本の童謡ですが、エキゾチックですね。異国の匂いを感じます。結びは「考える」です。ですから、「異人さんに逢うたび」の「び」は、「びー」と長く伸ばして考えているように歌いましょう。

七《なな》つの子《こ》

CDトラック 16

作詞：野口雨情
作曲：本居長世

大正10年（1921）に刊行された児童文学雑誌『金の船』の7月号に発表された作品。

一、烏《からす》 なぜ啼《な》くの
烏《からす》は山《やま》に
可愛《かわい》七《なな》つの
子《こ》があるからよ

二、可愛《かわい》 可愛《かわい》と
烏《からす》は啼《な》くの
可愛《かわい》 可愛《かわい》と
啼《な》くんだよ

三、山《やま》の古巣《ふるす》に
いって見《み》て御覧《ごらん》
丸《まる》い眼《め》をした
いい子《こ》だよ

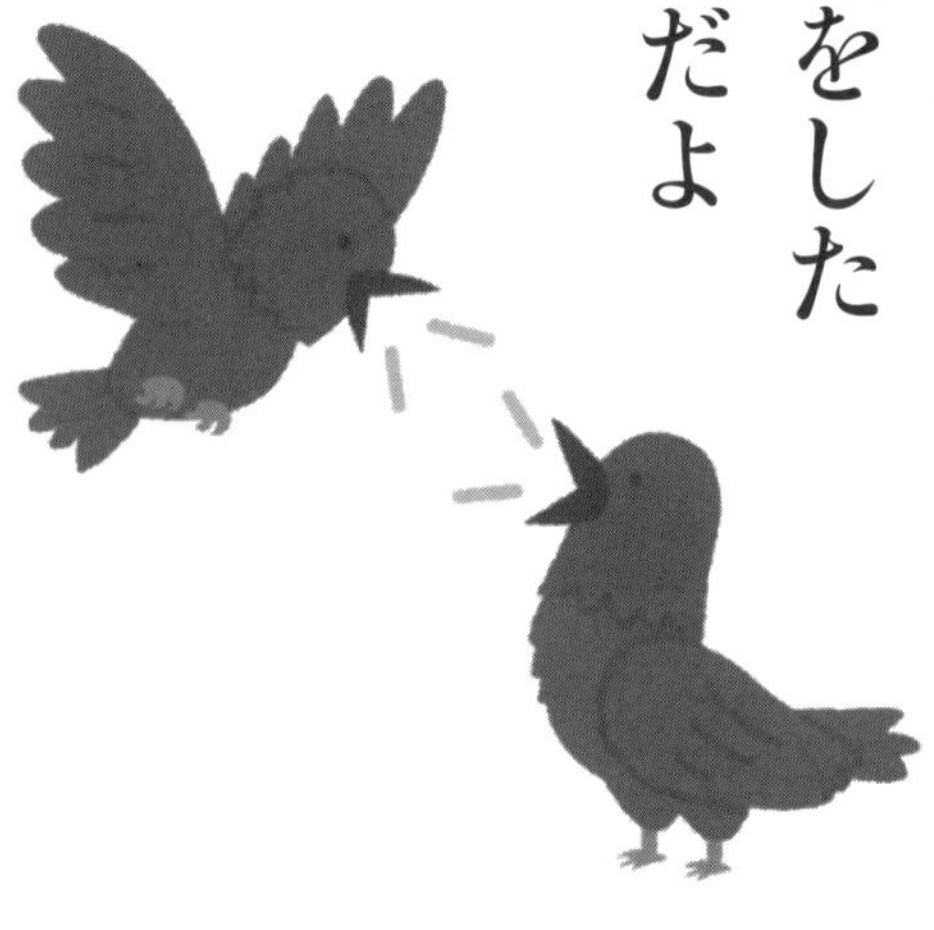

歌い方のポイント

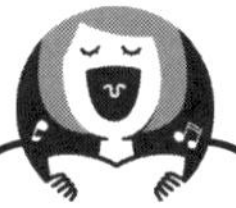

タイトルを「可愛七つの子」としてもいいほど、「可愛」が5回も入っています。雨情は子烏が可愛くてしかたなかったのでしょう。「いい子だよ」と言い切っています。雨情の気持ちになって歌ってください。

「七つ」は、「七歳」それとも「七羽」？

野口雨情は一時、郷里の茨城県で所有する山林の管理をしていました。あるとき、長男の雅夫さんを連れて山に入ると、烏がにぎやかに鳴いていました。そのとき雨情は、「烏はなんといって啼いているんだろうね」とつぶやき、そのあとすぐに、この歌が生まれました。

ところで「七つ」というのは何をさすのでしょうか。烏の寿命は8年（『寿命図鑑』いろは出版）とありますから、7歳はもう可愛くありません。それでは7羽かというと、烏が一度に生む卵の数は5個までが普通、ときには6個もあるそうですが、それでも7個、つまり7羽も考えにくい……。そこで一般的には、「七つは〝沢山の〟ということでしょう」と解釈されているようです。江戸時代の狂歌師・大田南畝《おおたなんぽ》の『道中粋語録《すごろく》』に「此位のぼたもちだら十七八もくへば沢山だもし」とありますが、私も、七つは沢山に当てはまらないように思います。そこで、三つ、四つ、五つ、六つで歌ってみましたが、可愛くありません。七つで歌うと可愛いのです。詩人の音韻の適合に対する感性から七つとしたのでしょう。ちなみに、烏の啼き声をどう表現するかは、地方によって異なります。たとえば、福井県では「カァエー」、兵庫県や広島県では「カワイカワイ」とありました（『ちんちん千鳥のなく声は』大修館書店）。

十《じゅう》五《ご》夜《や》お月《つき》さん

CDトラック 17

作詞：野口雨情
作曲：本居長世

雑誌『金の船』の大正9年（1920）9月号で、楽譜と共に発表された。発表当時のタイトルは「十五夜お月」だった。

一、十《じゅう》五《ご》夜《や》お月《つき》さん　御《ご》機《き》嫌《げん》さん
婆《ばあ》やは　お暇《いとま》　とりました

二、十《じゅう》五《ご》夜《や》お月《つき》さん　妹《いもうと》は
田舎《いなか》へ　貰《も》られて　ゆきました

三、十《じゅう》五《ご》夜《や》お月《つき》さん　母《かか》さんに
も一《いち》度《ど》　わたしは　逢《あ》いたいな

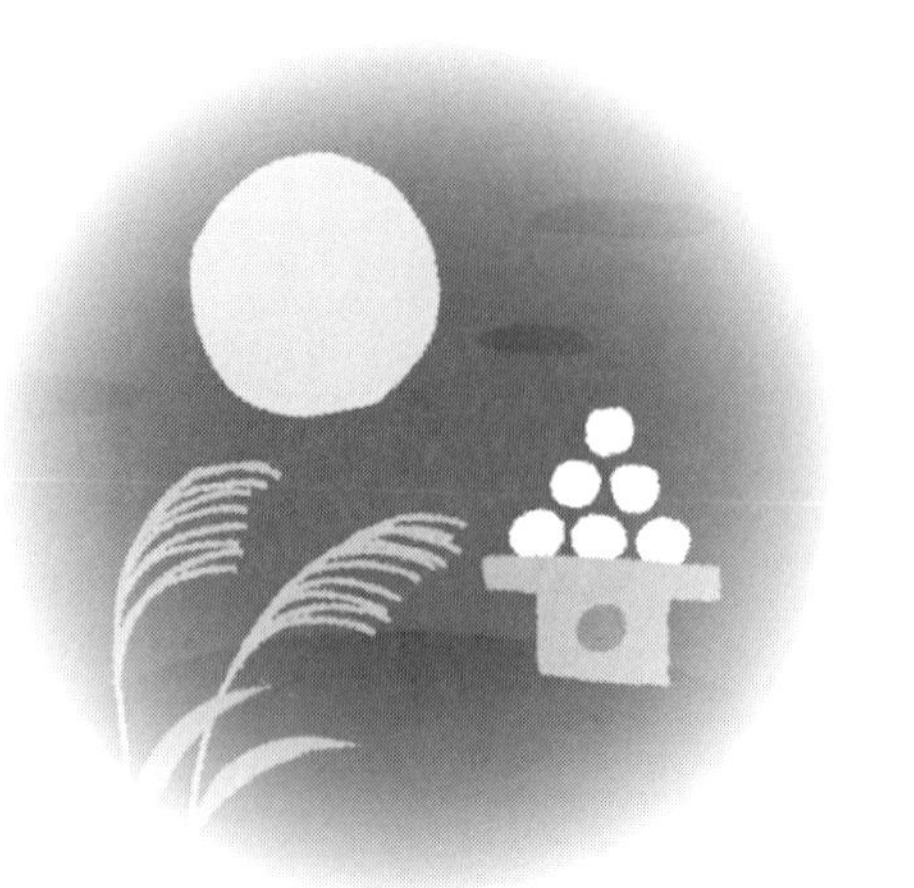

歌い方のポイント

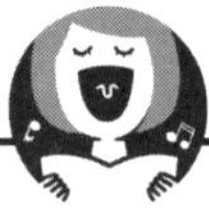

この歌の一番、二番、三番は、後述するように、雨情本人、長男、長男と娘と、歌の主人公が変わります。それぞれの気持ちになって歌いましょう。キーワードは「つぶやき」。それぞれの気持ちを思い、つぶやくように歌いましょう。「とりましたー」「ゆきましたー」「逢いたいなー」と、伸ばして歌うところは「つぶやき」の余韻です。

一家離散の寂しさ

大正4年（1915）5月、経済的な破綻から雇っていた婆やたちに暇を取らせた野口雨情は最初の妻・ひろと離婚し、ひろは栃木県喜連川（現在のさくら市喜連川）の実家に戻ります。離婚後、長男は母恋しさに家出を二度三度とくり返し、娘は母を求めて毎晩泣いてばかり。ほとほと弱りはてた雨情は、やむなくふたりを別れた妻に預かってもらうことにします。その後、長男は叔母の家に預けられ、妹とも別れて暮らすことになりました。

　そんな子供たちのことを想う雨情の気持ちは、いかばかりだったでしょう。雨情はまず、満月に向かって、「ご機嫌いかがですか」と声をかけます。そしてつぶやきます。

一、婆やたちはみんないなくなりました（雨情）
二、妹と離ればなれになったよ（長男）
三、お母さんにまた会いたいよ（長男と娘）

　それぞれの気持ちを、満月に向かって切なく話しかけている雨情の姿が目に浮かんできます。「十五夜お月さん」と呼びかけること三度、雨情は今、月に向かってしか心のうちが語れないのです。

証《しょう》城《じょう》寺《じ》の狸《たぬき》囃《ばや》子《し》

CDトラック
18

作詞：野口雨情
作曲：中山晋平

野口雨情が児童雑誌『金の星』（大正13／1924年12月号）に詩を発表。その後、中山晋平が曲を付けて『金の星』（大正14／1925年1月号）で「證城寺の狸囃子」として発表した。

一、証《しょう》　証《しょう》　証城寺《しょうじょうじ》
証城寺《しょうじょうじ》の庭《にわ》は
ツ　ツ　月夜《つきよ》だ
皆出《みんなで》て　来《こ》い来《こ》い来《こ》い
己等《おいら》の友達《ともだち》ア
ぽんぽこ　ぽんの　ぽん

二、負《ま》けるな　負《ま》けるな
和尚《おしょう》さんに　負《ま》けるな
来《こ》い来《こ》い来《こ》い　来《こ》い来《こ》い来《こ》い
皆出《みんなで》て　来《こ》い来《こ》い来《こ》い

三、証《しょう》　証《しょう》　証城寺《しょうじょうじ》
証城寺《しょうじょうじ》の萩《はぎ》は
ツ　ツ　月夜《つきよ》に　花盛《はなざか》り
己等《おいら》も浮《う》かれて
ぽんぽこ　ぽんの　ぽん

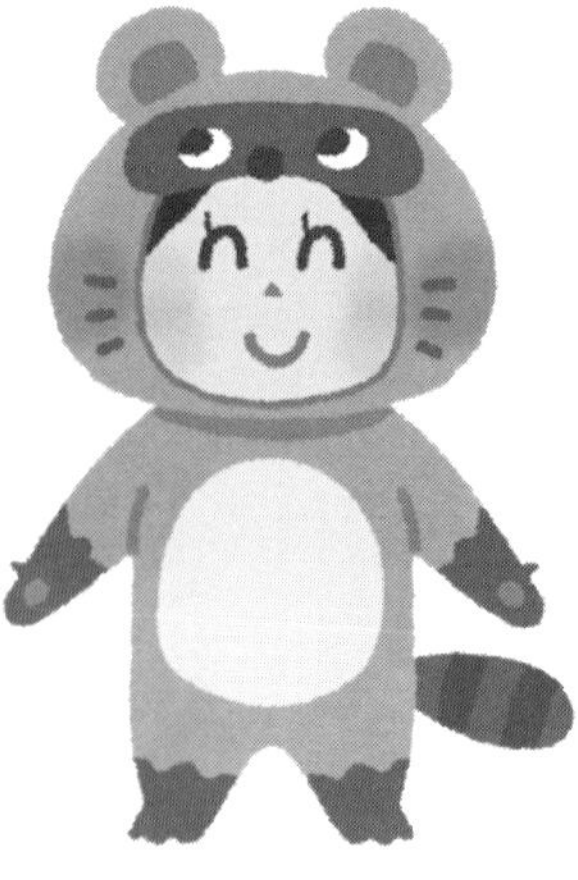

愛読者カード

■本書のタイトル

■本書についてのご意見、ご感想をお聞かせ下さい。

※ このカードに記入されたご意見・ご感想を、新聞・雑誌等の広告や
弊社HP上などで掲載してもよろしいですか。

はい（ 実名で可 ・ 匿名なら可 ） ・ いいえ

ご住所	□□□-□□□□ ☎ ― ―		
お名前	フリガナ	年齢	性別
			男・女
ご職業			

郵便はがき

141-8205

おそれいりますが
切手を
お貼りください。

東京都品川区上大崎3-1-1

株式会社CCCメディアハウス

書籍編集部 行

CCCメディアハウス　書籍愛読者会員登録のご案内
＜登録無料＞

本書のご感想も、切手不要の会員サイトから、お寄せ下さい！

ご購読ありがとうございます。よろしければ、小社書籍愛読者会員にご登録ください。メールマガジンをお届けするほか、会員限定プレゼントやイベント企画も予定しております。
会員ご登録と読者アンケートは、右のQRコードから！

小社サイトにてご感想をお寄せいただいた方の中から、
毎月抽選で2名の方に図書カードをプレゼントいたします。

■アンケート内容は、今後の刊行計画の資料として
利用させていただきますので、ご協力をお願いいたします。
■住所等の個人情報は、新刊・イベント等のご案内、
または読者調査をお願いする目的に限り利用いたします。

歌い方のポイント

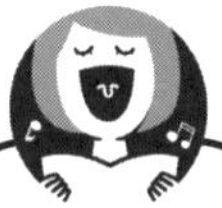

アップテンポで調子のいい曲です。一つひとつのフレーズを歯切れよく、大きな声で力強く歌いましょう。特に、「来い来い来い」「ぽんぽこぽんのぽん」のところは、鼓《つづみ》を打つような気分で、リズミカルに歌いましょう。

木《き》更《さら》津《づ》證誠寺に狸塚《たぬきづか》

大正8年（1919）、野口雨情は木更津尋常小学校で講演をします。そして、その後の先生方との懇親会で次のような證誠寺にまつわる昔話を聞きます。

〈お寺の庭が昼でも暗いほど茂っていた昔のこと、夜中、和尚さんは庭が賑やかなので雨戸の節穴からそっとのぞくと、真昼のような月明かりの中、大小数十匹の狸がペンペコペン、ドンドコドンとお腹をたたいて踊っています。あんまり楽しそうなので和尚さんもいっしょになって踊りました。こうして毎晩踊っていましたが、ある夜一匹も姿を見せません。不思議に思って藪を探すとお腹をたたき破って死んでいたのです。和尚さんは哀れに思い、ねんごろに葬ってあげたそうです〉

これが後に「証城寺の狸囃子」となったのです。この歌が歌われるようになると證誠寺の住職から、「和尚が狸といっしょに踊るなどとはとんでもない」とクレームがつけられましたが、雨情は、「私のお寺は、証城寺という、私の心の中にあるお寺です」とやんわりかわしたそうです。ところが、昭和4年（1929）に、この曲が「証城寺の狸囃子」というタイトルでレコード化されると大ヒット！　そこでお寺は狸塚を建て、狸まんじゅう、狸せんべいを売り出し、木更津名物としたのだとか。

待《ま》ちぼうけ

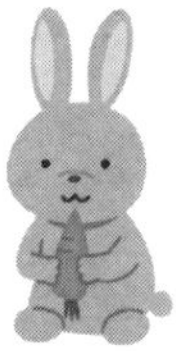

CDトラック 19

作詞：北原白秋
作曲：山田耕筰

大正13年（1924）に刊行された『満洲唱歌集　尋常科第一・二学年用』に掲載された。

一、
待《ま》ちぼうけ　待《ま》ちぼうけ
ある日《ひ》　せっせと　野良《のら》かせぎ
そこへ兎《うさぎ》が飛《と》んで出《で》て
ころり　ころげた　木《き》のねっこ

二、
待《ま》ちぼうけ　待《ま》ちぼうけ
しめた　これから寝《ね》て待《ま》とか
待《ま》てば獲《え》ものは駆《か》けて来《く》る
兎《うさぎ》ぶつかれ　木《き》のねっこ

四、
待《ま》ちぼうけ　待《ま》ちぼうけ
今日《きょう》は今日《きょう》はで　待《ま》ちぼうけ
明日《あす》は明日《あす》はで　森《もり》のそと
兎《うさぎ》待《ま》ち待《ま》ち　木《き》のねっこ

五、
待《ま》ちぼうけ　待《ま》ちぼうけ
もとは涼《すず》しい黍畑《きびばたけ》
いまは荒野《あれの》の箒草《ほうきぐさ》
寒《さむ》い北風《きたかぜ》　木《き》のねっこ

北原《きたはら》　白秋《はくしゅう》　生没年：明治18年（1885）～昭和17年（1942）。熊本県玉名郡南関町（母親の実家）で誕生、福岡県柳川市で育った詩人・童謡作家・歌人。

三、待《ま》ちぼうけ　待《ま》ちぼうけ
昨日《きのう》鍬《くわ》とり　畑仕事《はたしごと》
今日《きょう》は頬《ほお》づえ　日向《ひなた》ぼこ
うまい伐《き》り株《かぶ》　木《き》のねっこ

今も変わらぬ人の性《さが》

北原白秋は、昭和5年（1930）、45歳のとき、満州鉄道の招きで中国東北部を旅し、満州里まで行っています。そのとき、南満州教育会の依頼でつくったのが「待ちぼうけ」です。

これは中国の戦国春秋時代（紀元前3世紀）の思想家・韓非《かんぴ》が書いた『韓非子《かんぴし》』にある「守《しゅ》株《しゅ》待《たい》兎《と》」に出てくる愚かな農夫の民話をもとにしたものです。

ひとりの農夫が荒地をせっせと耕し、畑にしていました。ところがある日そこに兎が跳んできて、伐り株の根っこにぶつかり、ころり転げて獲物となりました。

味をしめた農夫は、「これはしめた」と、日向ぼっこをしながら兎を待ちます。しかし、いつまで待っても兎は来ません。

そうしているうちに、やがて畑はもとの荒地になってしまいました。

丁半、富くじ、宝くじ、競輪、競馬、競艇、パチンコ、間もなくカジノがやってくる……。紀元前から21世紀まで、「待ちぼうけ」の遺伝子は健在！　時代は変われど人の性は変わらないようですね。

歌い方のポイント

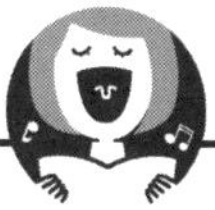

「待ちぼうけ」という歌詞が2回繰り返されます。1度目は普通に、2度目は小さく歌いましょう。その後のパートはリズムを刻んで、楽しく歌います。

山田《やまだ》 耕筰《こうさく》　生没年：明治19年（1886）～昭和40年（1965）。東京都文京区出身の作曲家。交響曲から、校歌、童謡にいたるまで、数多くの作品を発表した。

あめふり

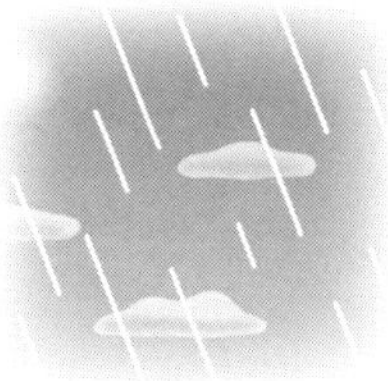

CDトラック
20

作詞：北原白秋
作曲：中山晋平

初出は東京社が出版していた児童雑誌『コドモノクニ』（大正14／1925年発行の11月号）とされている。

一、あめあめ　ふれふれ　かあさんが
じゃのめで　おむかい　うれしいな
ピッチピッチ　チャップチャップ
ランランラン

二、かけましょ　かばんを　かあさんの
あとから　ゆこゆこ　かねがなる
ピッチピッチ　チャップチャップ
ランランラン

四、かあさん　ぼくのを　かしましょか
きみきみ　このかさ　さしたまえ
ピッチピッチ　チャップチャップ
ランランラン

五、ぼくなら　いいんだ　かあさんの
おおきな　じゃのめに　はいってく
ピッチピッチ　チャップチャップ
ランランラン

【註】「じゃのめ」とは和式の傘（蛇の目傘）のこと。
三番の歌詞に出てくる「ねかた」とは根元のこと。

三、あらあら　あのこは　ずぶぬれだ
やなぎの　ねかたで　ないている
ピッチピッチ　チャップチャップ
ランランラン

歌い方のポイント

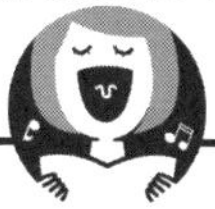

とてもハイテンションになれる曲です。お腹にしっかり息をためて、「ピッチピッチ　チャップチャップ　ランランラン」と、体を弾ませながら歌いましょう。

「思いやり」のうた

北原白秋は、四番と五番の間にあるべき言葉を省略しています。それは三番の、やなぎの根元でずぶ濡れになっている子の〝僕が君の傘を借りると君が濡れてしまうでしょう〟という言葉です。その子は、自分がずぶ濡れになのに、〝僕の傘を貸してあげよう〟と言っている相手のことを思いやっているのです。

童謡唱歌を歌うことは「素読」学習のようなもの。子供は歌を通して日本語を覚えていきます。くり返し歌っていると詩の中にある真意がわかる時がくるもの！　そのときから〝思いやり〟はその子の情緒となって育まれていくのです。

〝思いやり〟は人間社会の精神基盤です。今、いじめや虐待は増加の一途を辿っています。だからこそ、白秋の「あめふり」を保育園や幼稚園でおおいに歌ってほしいものですね。

ちなみに、日本で「やなぎ」の木というと「しだれやなぎ」を思い浮かべます。その「しだれやなぎ」の英語名は「weeping willow」つまり、「泣いているやなぎ」という意味です。白秋は、雨に降られて泣いている子の様子を表現するために、あえて「やなぎ」という言葉を三番の歌詞に入れたのかもしれません。

どこかで春《はる》が

CDトラック 21

作詞：百田宗治
作曲：草川信

百田宗治による詩が発表されたのは、大正12年（1922）。同年、草川信が曲をつけて、童謡として発表された。

一、どこかで「春《はる》」が　生《うま》れてる
どこかで水《みず》が　ながれ出《だ》す

二、どこかで雲雀《ひばり》が　啼《な》いている
どこかで芽《め》の出《で》る　音《おと》がする

三、山《やま》の三月《さんがつ》　東風《こち》吹《ふ》いて
どこかで「春《はる》」が　生《うま》れてる

【註】「東風」とは、春に、東から吹く東風のこと。氷を解かし、春を告げる風とされている。

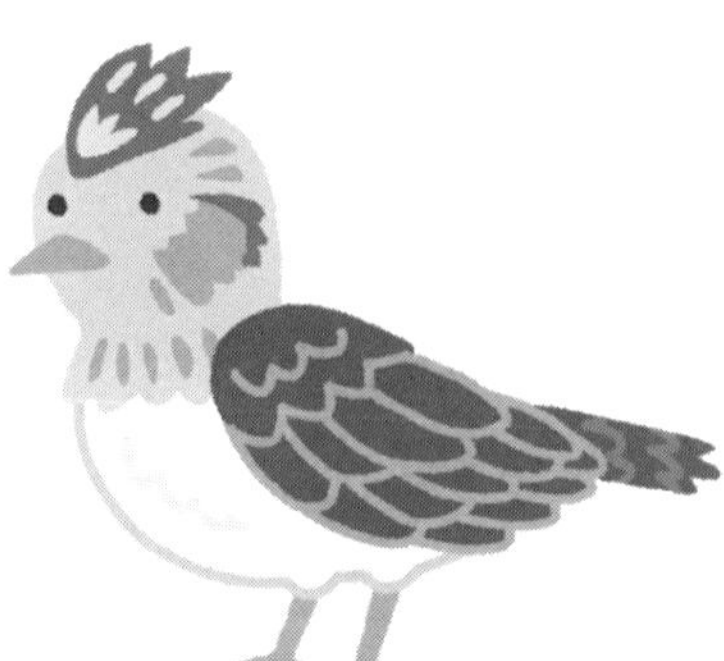

百田《もも た》　宗治《そう じ》
生没年：明治26年（1893）〜昭和30年（1955）。大阪府大阪市出身の詩人・児童文学者・作詞家。詩集『ぬかるみの街道』で知られる。

今は昔の季節感

この曲では、「どこか」が5回くり返し歌われます。歌っていると、どこかで小川の岸辺の薄い氷も解けてきて、せせらぎの水音が聞こえてきますし、どこかで雲雀も啼き出します。さらに木の芽も膨らみ、花ひらく音も聞こえてくるようです。そして終節では、「東風吹いて」で野山に春の到来を知らせます。

「どこかで春が」という歌詞で始まるこの歌では、春はまだ来ていないのです。ほんのかすかに春のきざしが感じられるだけなのです。そんな春の季節の微妙な気分や雰囲気を感じながら歌いたいものです。

ちなみに小学校の音楽の教科書では「東風」がわからないということなのでしょう。「そよ風」となっているようです。でも、「微風《そよかぜ》」とは、あくまでそよそよと吹く風（広辞苑）、あるいは静かに吹く風（新明解国語辞典）のことで、「東風」とは明らかに意味合いが違います。「東風」がわからないというのであれば、その意味を教え、さらに菅原道真の「東風吹かば　においおこせよ　梅の花　あるじなしとて　春な忘れそ」（註：春の東風が吹くようになったら、花を咲かせて香りを届けておくれ、梅の花よ。私がいなくても、春を忘れないでいておくれ）などの和歌を紹介しつつ、故事来歴などを説明してあげてほしいものです。

歌い方のポイント

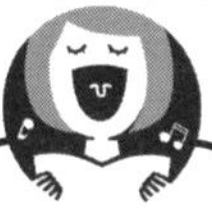

春を待ちわび、春の到来を喜ぶ人々の気持ちを歌った曲です。各連の冒頭にある「どこかで」の出だしにそんな想いを込めて、少し強めに歌い出しましょう。「生れーてる」「啼いてーいる」「生れーてる」の伸ばすところが、歌唱の上で大切なところです。気持ちを込めて！

草川《くさかわ》 信《しん》　生没年：明治26年（1893）～昭和23年（1948）。長野県長野市出身の作曲家。「夕やけこやけ」も彼の作品である。

靴《くつ》が鳴《な》る

CDトラック
22

作詞：清水かつら
作曲：弘田龍太郎

大正8年（1919）に刊行された雑誌『少女号』（11月号）が初出。

一、
お手《てて》つないで　野道《のみち》を行《ゆ》けば
みんな可愛《かわあ》い　小鳥《ことり》になって
唄《うた》をうたえば　靴《くつ》が鳴《な》る
晴《は》れたみ空《そら》に　靴《くつ》が鳴《な》る

二、
花《はな》をつんでは　お頭《つむ》にさせば
みんな可愛《かわあ》い　うさぎになって
はねて踊《おど》れば　靴《くつ》が鳴《な》る
晴《は》れたみ空《そら》に　靴《くつ》が鳴《な》る

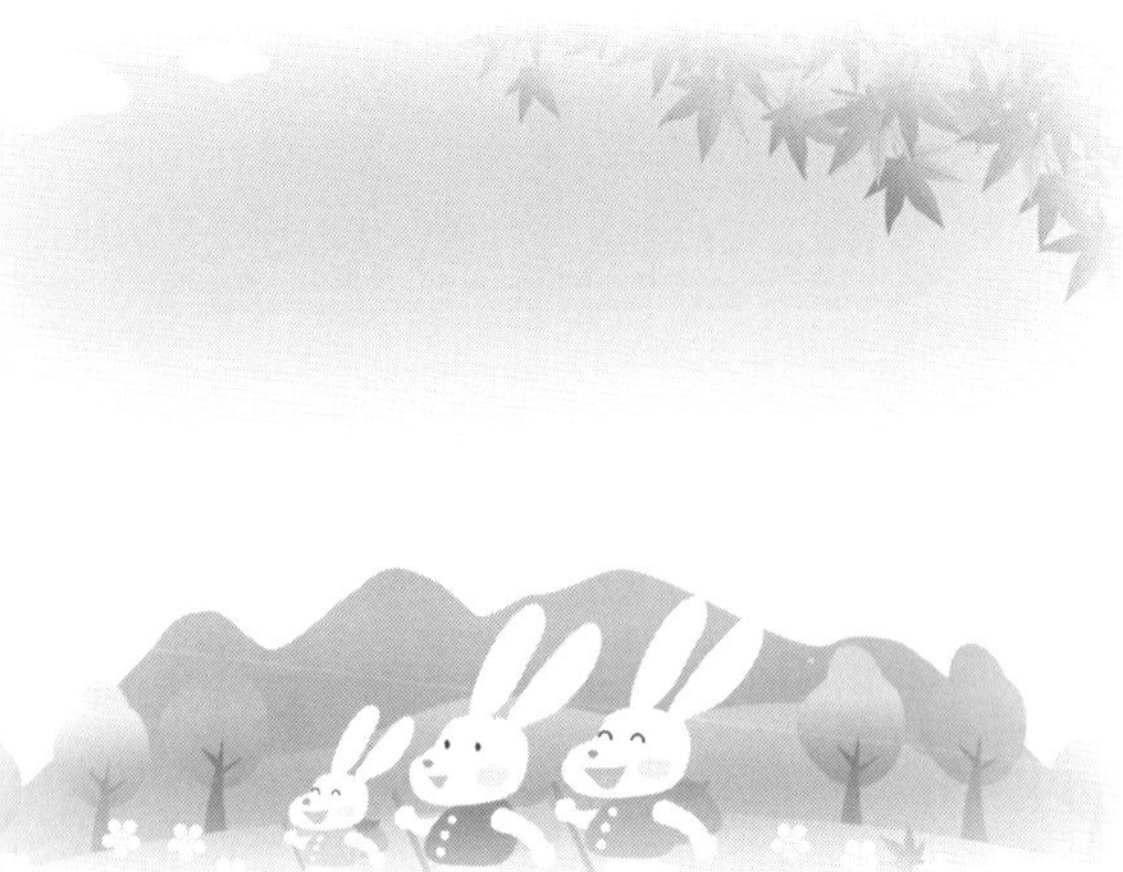

清水《しみず》 かつら　生没年：明治31年（1898）～昭和26年（1951）。東京都江東区出身の童謡詩人。「叱られて」「雀の学校」でも知られる。

歌い方のポイント

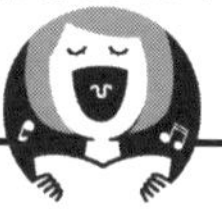

この曲は元気に歩きながら歌うのにちょうどよいテンポです。足踏みをして、リズムを刻みながら歌うと、楽しく、元気に歌えます。特に一番後半の「唄をうたえば」の最初の「う」は、口の形をしっかり「う」の形にして歌いましょう。ン十年前の自分に戻った気分で歌うと、手をつないで遊んだ幼馴染の顔が浮かんできます。

靴が鳴ったのは和光市白子川《しらこがわ》の畔《ほとり》

清水かつらは明治31年（1898）、東京・深川の広壮なお屋敷をもつ士族の息子として生まれました。しかし家が没落、母親は4歳のかつらを置いて家を去り、12歳のときに新しい母親がきます。義母の「あさ」さんはやさしい方でした。埼玉県北足立郡新倉村（今の和光市）の農家の出身で、かつらをよく自分の実家へ連れて行きました。近くに白子川が流れ、その土手で、かつらは楽しく遊んでいました。それが「靴が鳴る」の歌となりました。

成長したかつらは、出版社に勤務する一方で、作詞家としても活躍しましたが、この地がとても気に入って、関東大震災の後、新倉村に転居して、終《つい》のすみかとしたのです。

ところで、アメリカの女優シャーリー・テンプル（生没年：1928年～2014年）がこの歌を歌い、アメリカでもヒットしました。

昭和20年（1945）、終戦から間もないある日、かつらのもとに、ひとりのアメリカの将校が訪ねてきます。自分が幼い頃愛唱した「靴が鳴る」の作詞家が基地の近くに住んでいることを知ったからでした。ふたりは通訳を通して、詩歌を語り合いました。そこには文化交流の貴重なひとときが流れていたことでしょう。

弘田《ひろた》 龍太郎《りゅうたろう》 生没年:明治25年（1892）～昭和27年（1952）。高知県安芸市出身の作曲家。「叱られて」「雀の学校」「鯉のぼり」も彼の作品である。

むすんでひらいて

CDトラック 23

作詞：不詳
作曲：ジャン＝ジャック・ルソー

唱歌としての初登場は、明治14年（1881）に発行された『小学唱歌集初編』。ただし、そのときは、「見渡せば」というタイトルだった。

むすんで　ひらいて
手《て》を　打《う》って　むすんで
また　ひらいて
手《て》を　打《う》って
その手《て》を　上《うえ》に　※（下《した》に）
むすんで　ひらいて
手《て》を　打《う》って　むすんで

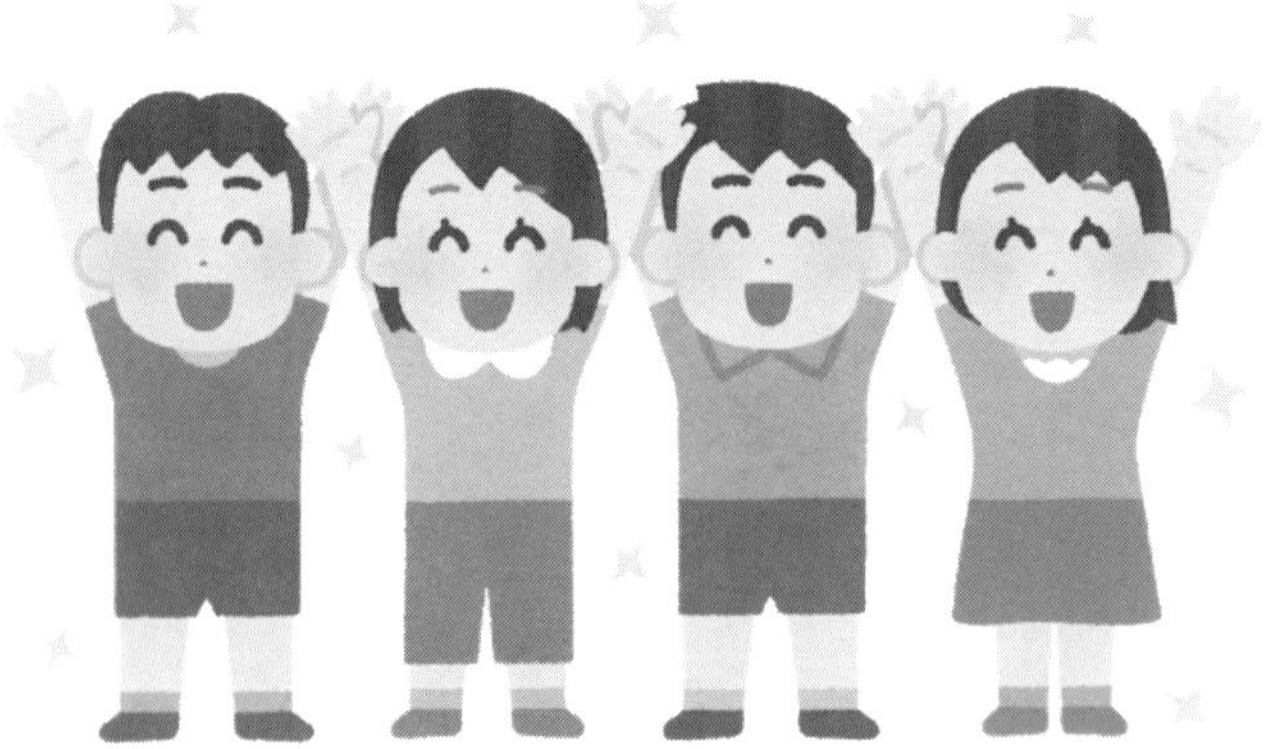

※歌い慣れてきたら、「上に」を「下へ」「前に」「横に」に替えてゆっくりと繰り返しましょう。

ジャン=ジャック・ルソー
生没年：1712年～1778年。フランスの哲学者・作曲家。

歌い方のポイント

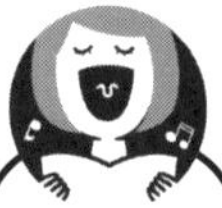

「むすんでひらいて」はよく知られている曲ですから、すぐに歌えるでしょう。歌う際には、実際に手をむすんだり、ひらいたりして、体全体で歌いましょう。

唱歌の第1号。作曲はフランスの哲学者ルソー

この曲を作曲したジャン＝ジャック・ルソーは、「社会契約論」などを提唱したことで知られていますが、音楽家としても活躍し、オペラ「村の占師」などの作品で知られています。そのオペラの挿入歌のひとつが、後に日本で「むすんでひらいて」という童謡として、多くの子供たちに歌われるようになります。

この曲のメロディー自体は、明治7年（1874）頃から、日本でも讃美歌「主よ、汝の祝福で我らを解き放ちたまえ」として歌われていましたが、明治14年（1881）の唱歌第1号に採用されることとなりました。

歌詞は、国文学者の柴《しば》田《た》清熙《きよてる》と、「蛍の光」などの作詞家として知られる稲垣《いながき》千《ち》穎《かい》のふたりが担当し、古今和歌集にある「見わたせば柳桜をこきまぜて都ぞ春の錦なりける」をもとにしてつくりました。しかし、いかんせん小学生に歌わせるには歌詞が難しすぎて、あまり歌われませんでした。

それがよく歌われるようになったのは、戦後の昭和22年（1947）、新制度化で小学1年生向けに刊行された音楽の教科書『一ねんせいのおんがく』に、現在の歌詞である「むすんでひらいて」が掲載されてからのことでした。唱歌第1号として発表されてから、子供たちに受け入れられるまで、長い道のりでした。

うさぎとかめ

CDトラック 24

作詞：石原和三郎
作曲：納所辨次郎

この曲は、明治34年（1901）に刊行された『教科適用幼年唱歌 二編上巻』に掲載された。

一、「もしもし　かめよ　かめさんよ
せかいの　うちに　おまえほど
あゆみの　のろい　ものはない
どうして　そんなに　のろいのか」

二、「なんと　おっしゃる　うさぎさん
そんなら　おまえと　かけくらべ
むこうの　小山《こやま》の　ふもとまで
どちらが　さきに　かけつくか」

四、「これは　ねすぎた　しくじった」
ピョンピョン　ピョンピョン
ピョンピョン　ピョン
「あんまり　おそい　うさぎさん
さっきの　じまんは　どうしたの」

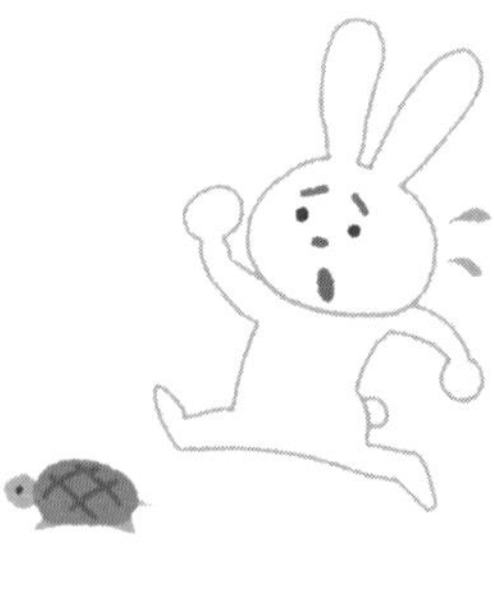

納所《のうしょ》 辨次郎《べんじろう》　生没年：慶応元年（1865）～昭和11年（1936）。宮城県仙台市出身（東京・築地で出生とも）の作曲家。「おつきさま」「桃太郎」など多くの作品を発表した。

三、「どんなに　かめが　いそいでも
どうせ　ばんまで　かかるだろ
ここらで　ちょっと　一《ひと》ねむり
グーグー　グーグー　グーグー」

歌い方のポイント

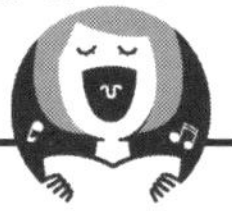

曲に合わせて、両手を開いたり閉じたり、グーパーすると脳の活性化に効果があるとされています。一番、二番は普通のテンポで、三番はのんびり、四番は慌てて歌ってみてください。

元になったのは、紀元前6世紀頃のギリシャのお話

紀元前6世紀頃の古代ギリシャ人のアイソポスが書いた寓話集が「イソップ物語」となり、それが宣教師によって日本に伝えられ、文禄2年（1593）には天草でキリシタン版「伊《い》曽《そ》保《ほ》物語」が刊行されました。ローマ字版と日本語版がありましたが、そのうち日本語版の中にあった「うさぎとかめ」の物語が江戸初期に仮名草子の一編として収められました。

明治の唱歌は、道徳教育に寄与することを目的としていました。そこで石原和三郎は、この物語を元に詞をつくりました。つまり「自分の才能に驕ってはいけません」という教訓です。「うさぎとかめ」を歌うとき、「遠いギリシャの紀元前の物語を、今歌っている」という文化の普遍性と永遠性を実感します。

この歌は、明治の末から大正にかけて子供たちに大人気でした。

ちょうど日本に電話が普及し始めた頃のことで、学校の先生が電話のかけ方を教えようと「みなさん、もしもしと電話がかかってきたら」と言ったとたん、子供たちは一斉に「かめよかめさんよ」と答えたそうです。

大《だい》こくさま

CDトラック 25

作詞：石原和三郎
作曲：田村虎蔵

この曲は、明治38年（１９０５）に刊行された『尋常小学唱歌　第二学年中』に掲載された。

一、おおきなふくろを　かたにかけ
だいこくさまが　きかかると
ここにいなばの　しろうさぎ
かわをむかれて　あかはだか

二、だいこくさまは　あわれがり
「きれいなみずに　みをあらい
がまのほわたに　くるまれ」と
よくよくおしえて　やりました

四、だいこくさまは　だれだろう
おおくにぬしの　みこととて
くにをひらきて　よのひとを
たすけなされた　かみさまよ

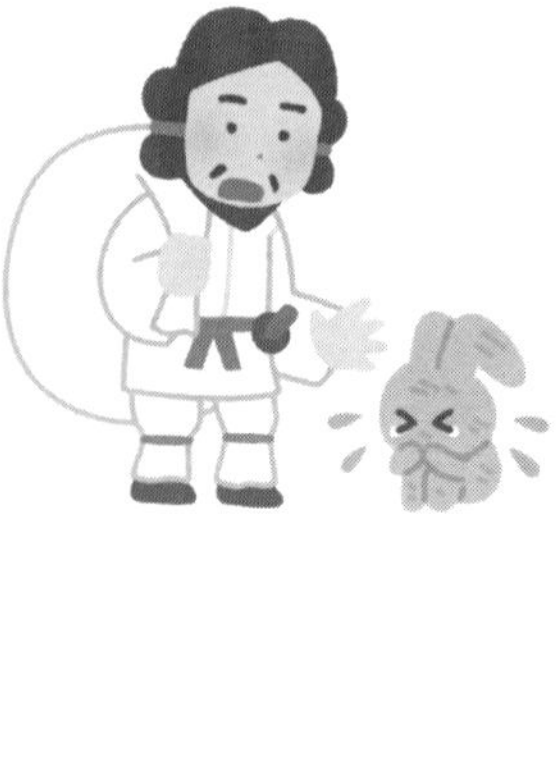

三、だいこくさまの　いうとおり
きれいなみずに　みをあらい
がまのほわたに　くるまれば
うさぎはもとの　しろうさぎ

歌い方のポイント

「大こくさま」はミディアムテンポな4拍子。物語を語るように、歌い出しの「おおきなふくろを」から大きく声を出して歌いましょう。物語を朗読するように歌ってください。

求婚旅行のご一行、旅の途中のできごとです

「大こくさま」の若い頃の名は大穴牟遅神《おおあなむちのかみ》といいました。この物語は古事記の「上つ巻」にあるお話です。兄の八十神《やそがみ》とありますから大勢のお兄さんの神様がいたのでしょう。その末っ子でした。あるとき、八十神は稲羽《いなば》にいる美しい八上比売《やかみひめ》を見初め、揃って求婚旅行に出かけます。そのとき、末っ子の大穴牟遅神はお兄さんたちの荷物を全部持たされました。だから「おおきなふくろをかたにかけ」なのです。

その大穴牟遅神が気多《けた》の岬（鳥取市白兎《はくと》海岸近くの岬）に来ると、皮を剥ぎとられた兎が泣いていました。わけを聞くと、泣きながら、答えます。

そこから先は「因幡《いなば》の白兎《しろうさぎ》」のお話としてみなさんもよくご存じでしょう。

和邇《わに》（鮫）を騙して海を渡ろうとした白兎は、そうと知った和邇に赤裸にされてしまいます。それを救ったのが大穴牟遅神だったのでした。出雲に戻った大穴牟遅神は少名毘古那神《すくなびこなのかみ》といっしょに国づくりに励み、出雲を立派な国にしました。その大穴牟遅神は、大国主命《おおくにぬしのみこと》として出雲大社に祀られています。

一《いっ》寸《すん》法《ぼう》師《し》

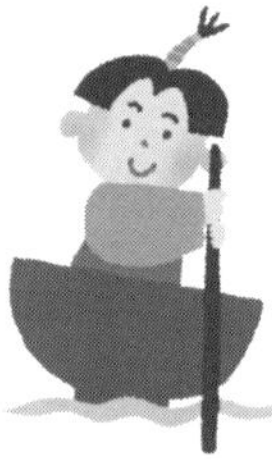

CDトラック 26

作詞：巖谷小波
作曲：田村虎蔵

明治38年（1905）に出版された『尋常小学唱歌』に収められた。

一、指《ゆび》にたりない　一寸法師《いっすんぼうし》
小《ちい》さいからだに　大《おお》きなのぞみ
お椀《わん》の舟《ふね》に　箸《はし》のかい
京《きょう》へ　はるばるのぼりゆく

二、京《きょう》は三条《さんじょう》の　大臣殿《だいじんどの》に
抱《かか》えられたる　一寸法師《いっすんぼうし》
法師法師《ほうしほうし》と　お気《き》に入り
姫《ひめ》のお伴《とも》で　清水《きよみず》へ

四、針《はり》の太刀《たち》をば　逆手《さかて》にもって
チクリチクリと　腹《はら》じゅう突《つ》けば
鬼《おに》は法師《ほうし》を　吐《は》きだして
一生《いっしょう》けんめい　逃《に》げていく

五、鬼《おに》が忘《わす》れた　打《う》ち出《で》の小槌《こづち》
打《う》てばふしぎや　一寸法師《いっすんぼうし》
ひと打《う》ちごとに　背《せ》がのびて
今《いま》は　りっぱな　大男《おおおとこ》

三、さても帰《かえ》りの　清水坂《きよみずざか》に
鬼《おに》が一匹《いっぴき》　現《あらわ》れ出《い》でて
食《く》ってかかれば　その口《くち》へ
法師《ほうし》たちまち　踊《おど》りこむ

歌い方のポイント

前項の「大こくさま」と同じようにミディアムテンポな4拍子の曲です。鬼を相手に縦横無尽に戦う一寸法師の姿を思い浮かべながら、リズムに乗って、元気に調子よく歌いましょう。

どのくらいの大男に？

子供のない老夫婦が子供を授かるように、住吉の神さまにお願いしました。すると子供を授かります。でも、一寸（3センチ）しかなく、いつまでたっても大きくならないので一寸法師と名づけられました。その一寸法師はお椀の舟で京に出ます。そして、京の宰相の家に住み込み、姫のお伴で清水へ……。出てきた鬼をやっつけて、打ち出の小槌でりっぱな大男（六尺：182センチ）になった一寸法師は姫と結ばれ、〝メデタシメデタシ〟です。

ところで、童謡「一寸法師」の原型は、室町時代に書かれた『御伽草子《おとぎぞうし》』に入っている物語ですが、童謡とはかなり違っています。

京に出て、宰相の家に住み込むまではだいたい同じですが、姫に一目ぼれした一寸法師は、姫が寝ているすきに米粒を口に付けて、「お米をお姫様に盗まれた！」と嘘をつき、宰相は「そんな娘は家に置けない」と家を追い出してしまいます。そこで一寸法師は、ちゃっかり姫のお伴をして旅に出て、鬼を退治し、打ち出の小槌で大きくなって出世するのです。そんな『御伽草子』を読んでみてもおもしろいのでは？

牛若丸《うしわかまる》

CDトラック 27

作詞：不詳
作曲：不詳

明治43年（1910）に発表された尋常小学唱歌で、翌年に刊行された『尋常小学唱歌　第一学年用』に掲載された。

一、京《きょう》の五条《ごじょう》の橋《はし》の上《うえ》
大《だい》のおとこの弁慶《べんけい》は
長《なが》い薙刀《なぎなた》ふりあげて
牛若《うしわか》めがけて切《き》りかかる

二、牛若丸《うしわかまる》は飛《と》び退《の》いて
持《も》った扇《おうぎ》を投《な》げつけて
来《こ》い来《こ》い来《こ》いと欄干《らんかん》の
上《うえ》へあがって手《て》を叩《たた》く

三、前《まえ》やうしろや右左《みぎひだり》
ここと思《おも》えば又《また》あちら
燕《つばめ》のような早業《はやわざ》に
鬼《おに》の弁慶《べんけい》あやまった

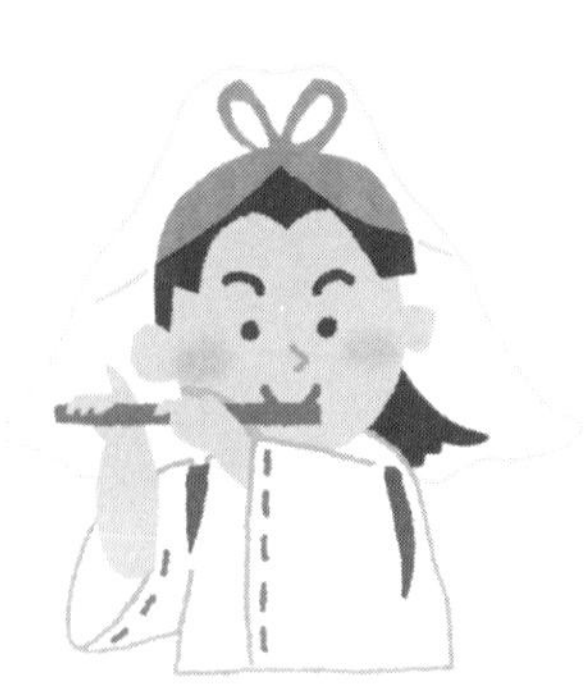

弁慶は僧兵、お坊さんが戦うの？

源義経の幼名は「牛若丸」、弁慶の幼名は「鬼若丸」です。義経が鎌倉幕府の初代将軍となる源頼朝の異母弟であることはよく知られていますね。一方、弁慶は、熊野三社（坐《にます》神社、那智《なち》大社、速玉《はやたま》大社）の別当の子として生まれました。別当とは今でいう長官のことです。

義経と弁慶が歴史に名を残したのは後白河法皇の院政の頃ですが、この頃は治安が悪く、お寺も戦闘要員として僧兵を抱え、寺を守っていました。

唱歌「牛若丸」では、五条の橋の上で弁慶が義経に薙刀で切りかかるというシーンから始まります。しかし実際は、五条の橋の上ではなく、堀川小路から清水寺にかけての道中でのできごとという説もあり、牛若丸が五条の橋の上で笛を吹きつつ戦ったというのは後世の創作だとされています。

この歌は平安後期のお話ですが、〝平安〟とは名ばかりで、日本の歴史の中でも治安が一番悪い時代でした。平安中期には、朝廷の政府機関にあった兵部《ひょうぶ》省（軍隊）、刑部《ぎょうぶ》省（警察）は名ばかりで、まともに人がいない状態となっていました。地方では農民が治安のため武装しました。悪事を抑止する役目の軍隊・警察の組織が著しく弱体化し、抑止力がなくなるとどうなるか、歴史を学ぶことが大切ですね。

歌い方のポイント

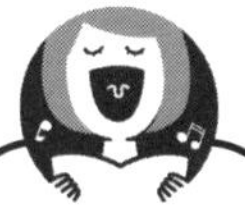

牛若丸と弁慶の戦いの様子を歌った唱歌です。元気よく、歯切れよく、リズミカルに歌いましょう。牛若丸といっしょに飛んだり跳ねたり、軽々と動き回っている姿をイメージします。ただし、実際に飛んだり跳ねたりすると危険ですから、滑舌だけですよ！

あの町《まち》この町《まち》

CDトラック 28

作詞：野口雨情
作曲：中山晋平

この曲の初出は、大正13年（1924）に刊行された児童雑誌『コドモノクニ』（1月号）とされる。

一、あの町《まち》この町《まち》　日《ひ》が暮《く》れる
日《ひ》が暮《く》れる
今《いま》きたこの道《みち》　帰《かえ》りゃんせ
帰《かえ》りゃんせ

二、お家《うち》がだんだん　遠《とお》くなる
遠《とお》くなる
今《いま》きたこの道《みち》　帰《かえ》りゃんせ
帰《かえ》りゃんせ

三、お空《そら》にゆうべの　星《ほし》が出《で》る
星《ほし》が出《で》る
今《いま》きたこの道《みち》　帰《かえ》りゃんせ
帰《かえ》りゃんせ

歌い方のポイント

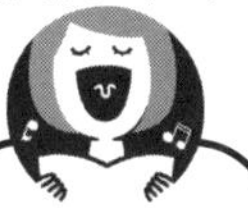

民謡風の旋律に西洋音階を加味した、当時としては新しい型の楽曲です。4分の2拍子で、主旋律は八分音符4つで構成されています。「日が暮れる　日が暮れる」とメロディーは高揚し、切なくなります。望郷の歌ですから、しみじみとした気持ちで自分が住んでいた町を思い出しながら歌いましょう。

迫りくる望郷の想い

大正13年（1924）に「あの町この町」を発表したとき、野口雨情は42歳。日本を代表する詩人のひとりとなっていました。しかし、それまでの道のりは多難なものでした。

22歳のとき茨木県北中郷村（現在の北茨城市磯原）の村長を務めた父・量平が在職中に突然死去。早稲田大学の前身である東京専門学校に入って、坪内逍遙の指導薫陶を受けていた雨情は、急遽帰郷して家業を継ぐことになりましたが、父の残した多額の負債整理に奔走することにもなりました。しかし文学への思い止み難く、坪内逍遙の斡旋で札幌の「北鳴《ほくめい》新報」に職を得、その後、「室蘭新聞」「胆振《いぶり》新報」「北海道旭新聞」などを転々とします。

一、あの町この町それぞれの日暮れがあったなぁ。

二、転々とするたびに、故郷が遠くなっていく気がしたなぁ。

三、どこに行っても夜空の星は同じだったなぁ。でも心の中では、いつも故郷が「帰りゃんせ」（帰っておいでよ）と呼びかけてくれていたなぁ。

「あの町この町」の詩からは、そんな雨情の望郷の念が伝わってきます。

かもめの水兵《すいへい》さん

CDトラック 29

作詞：武内俊子
作曲：河村光陽

昭和12年（1937）に、キングレコードの童謡シリーズの1曲として発売されたのが初出である。

一、かもめの水兵《すいへい》さん
ならんだ水兵《すいへい》さん
白《しろ》い帽子《ぼうし》　白《しろ》いシャツ　白《しろ》い服《ふく》
波《なみ》にチャップ　チャップ　うかんでる

二、かもめの水兵《すいへい》さん
かけあし水兵《すいへい》さん
白《しろ》い帽子《ぼうし》　白《しろ》いシャツ　白《しろ》い服《ふく》
波《なみ》をチャップ　チャップ　越《こ》えてゆく

四、かもめの水兵《すいへい》さん
なかよし水兵《すいへい》さん
白《しろ》い帽子《ぼうし》　白《しろ》いシャツ　白《しろ》い服《ふく》
波《なみ》にチャップ　チャップ　揺《ゆ》れている

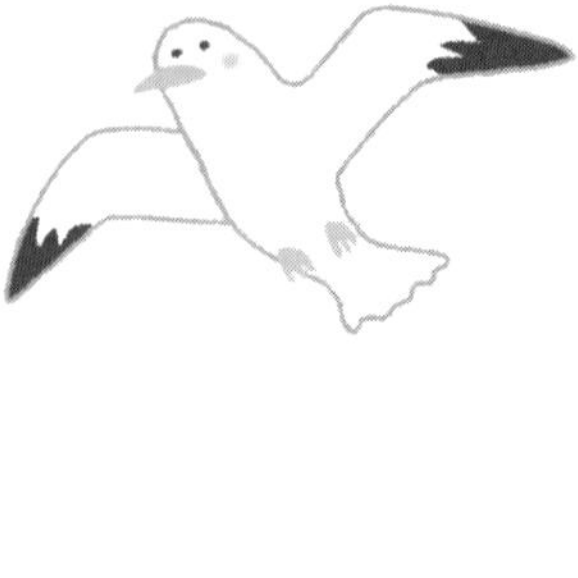

武内《たけうち》　俊子《としこ》　生没年：明治38年（1905）〜昭和20年（1945）。広島県三原市出身の童謡作詞家。河村光陽とのコンビで多くの作品を残した。

三、かもめの水兵《すいへい》さん
ずぶぬれ水兵《すいへい》さん
白《しろ》い帽子《ぼうし》　白《しろ》いシャツ　白《しろ》い服《ふく》
波《なみ》でチャップ　チャップ　おせんたく

歌い方のポイント

「かもめの水兵さん、ならんだ水兵さん」――河村光陽さんの2拍子のリズムは整列行進のようです。歌いながら実際に足踏みしてはいかがでしょう。演奏時間は短めですが、滑舌よく歌うことで、呼吸を整える効果大です。

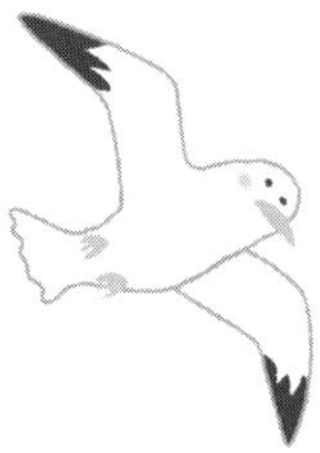

登場しているのは、横浜港の「かもめ」です

ハワイに布教に行く僧侶の叔父さんを見送るため横浜に来た武内俊子さんは、港に群れ飛ぶ「かもめ」を「水兵さん」に見立ててこの詞をつくりました。白い帽子、白いシャツ、白い服を着た、かもめの水兵さんが青い波に浮かんでいます。白いという言葉が12回も出てきますが、そこから群れ飛ぶ様子が浮かんできます。

ちなみに、かもめは、チドリ目カモメ科の鳥のうち、海辺または海上で見られる白色中型で嘴《くちばし》の大きな鳥の総称で、語源は、「カマ（囂《かまびす》しい／喧《かまびす》しい）＋メ（群鳥／小鳥）」が変化したものとも、幼鳥の斑紋が籠《かご》の目《め》（かごめ↓カモメ）のように見えるからとも言われています。世界に約45種、日本では約20種が見られます。

河村《かわむら》 光陽《こうよう》　生没年：明治30年（1897）～昭和21年（1946）。福岡県福智町出身の作曲家。「赤い帽子白い帽子」「船頭さん」などを武内俊子とのコンビで残した。

浜《はま》辺《べ》の歌《うた》

CDトラック 30

作詞：林古渓
作曲：成田為三

林古渓による詩は、大正2年（1913）に雑誌『音楽』に「はまべ」と題して発表された。それに成田為三が曲をつけ、「浜辺の歌」として出版したのは大正7年（1918）のことである。

一、あした浜辺《はまべ》を　さまよえば
昔《むかし》のことぞ　しのばるる
風《かぜ》の音《おと》よ　雲《くも》のさまよ
よする波《なみ》も　かいの色《いろ》も

二、ゆうべ浜辺《はまべ》を　もとおれば
昔《むかし》の人《ひと》ぞ　忍《しの》ばるる
寄《よ》する波《なみ》よ　かえす波《なみ》よ
月《つき》の色《いろ》も　星《ほし》のかげも

【参考】

三、はやちたちまち　波《なみ》を吹《ふ》き
赤裳《あかも》のすそぞ　ぬれひしじ
やみし我《われ》は　すべていえて
浜辺《はまべ》の真砂《まさご》　まなごいまは

【註】「あした」は明日ではなく「朝」、「ゆうべ」は「夕方」の意味。
「もとおれば」は「廻《もとお》る」で、辺りを歩いてうろうろと移動すること。
「はやち」は「疾風」で急に吹く突風のこと。
「ぬれひしじ」はびしょぬれになること。
「まなご」は「愛子」で愛する子供のこと。

林《はやし》 古渓《こけい》　生没年：明治8年（1875）〜昭和22年（1947）。東京都千代田区出身の歌人・作詞家・漢文学者。「ひばり」「牡丹」「みの虫」などの作品がある。

歌い方のポイント

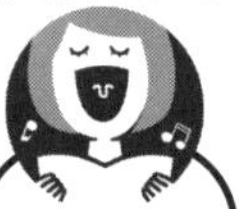

ワルツ（三拍子）のリズムに乗せた旋律が、まことに流麗で優美な曲です。静かに波が打ち寄せる夕方の浜辺を思い浮かべながら、心を込めてゆったりと歌いましょう。

プロポーズの歌、不可解な第三節

大正5年（1916）頃、東京音楽学校（現在の東京藝術大学）ピアノ科に在学していた倉辻正子さんのところに、成田為三さんから楽譜が送られてきました。それには「いとしの正子にささぐ」と書かれていました。

それが「浜辺の歌」だったのですが、残念なことに、正子さんには婚約者がいたので、その旨の手紙を添えて送り返されたそうです。しかし、正子さんの心はつかめなくてもこの曲は多くに人に愛されることとなりました。

それにしても第三節の歌詞を現代語に訳すと、「疾風が突然波を吹いて　赤い着物の裾がずぶ濡れになった。病を患っていた私もすでに癒えて　浜辺の真砂（のようにきらきら光る）愛すべき子になったのだなあ、今は」となりますが、なんとも意味不明です。

実はそれには次のような事情がありました。

林古渓は、6歳まで神奈川の藤沢で過ごし、幼い頃よく訪れた辻堂海岸の浜辺を追憶して四節から成る詩を書きました。

ところが楽譜出版の際、紙面の都合で四節全ての記載ができなくなったため、出版社が勝手に第三節の前半と第四節の後半を合わせて、第三節として記載したのです。そのため意味不明の第三節となって今日に至っているのです。

本書では、あくまでも【参考】として三番の歌詞も紹介します。しかし、第三節を歌う声楽者はいないようです。

成《なり》田《た》 為《ため》三《ぞう》　生没年：明治26年（1893）～昭和20年（1945）。秋田県北秋田市出身の作曲家。「かなりや」も彼の作品。管弦楽・ピアノ曲も数多く手掛けた。

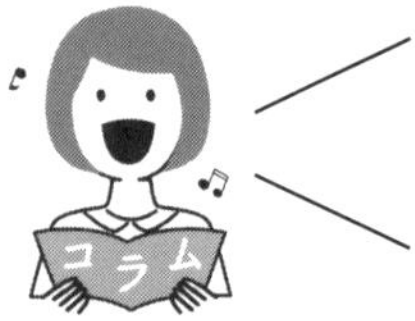

体全体で歌いましょう

監修：白澤卓二（お茶の水健康長寿クリニック院長）

レッスン2まで進んできた方は、もう童謡・唱歌の基本的な歌い方をマスターしたことと思います。そこでさらに健康面への効果をアップするために、次のステップに進みましょう。ただ歌うのではなく、体全体を使って歌う段階です。

言うまでもなく、座って歌うよりも、立って歌ったほうが背筋や腹筋を使うため、消費カロリーも高くなります。さらに、それに身振り手振りをつけると効果は倍増します。実際に、身振り手振りつきで2~3曲続けて歌ってみてください。呼吸が深くなり、体がほてって温かくなるのを実感できるはずです。

さすがにジョギングしたり、体操をしたりするほどではないにしても、毎日、10分~20分間ほど身振り手振りをつけ、腹式呼吸をしながらお腹の底から声を出して歌うことにより、ストレッチや筋力アップの効果が確実に期待できます。日頃の運動不足を解消し、ダイエットできる可能性も少なくありません。

また、歌うことで脳もどんどん活性化されていきます。たとえば歌詞を覚えるために「左脳」が活発に働きますし、メロディーやリズムをつかさどっている「右脳」も刺激されます。つまり、歌を歌うことにより、左脳と右脳が同時に鍛えられるのです。

それだけではありません。なにより心に残る童謡や唱歌などの懐かしい歌を歌うことでストレスが発散され、心に余裕が生まれてきますし、口輪筋、頬筋、眼輪筋などの表情筋を活発に動かすことにより、表情自体も引き締まってきます。

そういう意味では、アンチエイジングの効果も絶大です。さあ、あなたも歌で若さを保ちましょう！

レッスン3
肺活量をさらにアップする11曲

レッスン3では、演奏時間2分以上の曲を集めました。
より長い曲を歌い上げることで、肺活量をさらにアップしましょう。
それがより健康的な生活を送るための体づくりにつながります。

春《はる》の小川《おがわ》

CDトラック
31

作詞：高野辰之
作曲：岡野貞一

明治45／大正元年（1912）に発表された文部省唱歌。初出は『尋常小学唱歌　第四学年用』で、それ以後、歌詞の改変があったものの、いまだに歌い継がれている。

一、春《はる》の小川《おがわ》は　さらさら流《なが》る
岸《きし》のすみれや　れんげの花《はな》に
匂《にお》いめでたく　色《いろ》うつくしく
咲《さ》けよ咲《さ》けよと　ささやく如《ごと》く

二、春《はる》の小川《おがわ》は　さらさら流《なが》る
蝦《えび》やめだかや　小鮒《こぶな》の群《むれ》に
今日《きょう》も一日《いちにち》　ひなたに出《い》でて
遊《あそ》べ遊《あそ》べと　ささやく如《ごと》く

三、春《はる》の小川《おがわ》は　さらさら流《なが》る
歌《うた》の上手《じょうず》よ　いとしき子《こ》ども
声《こえ》をそろえて　小川《おがわ》の歌《うた》を
歌《うた》え歌《うた》えと　ささやく如《ごと》く

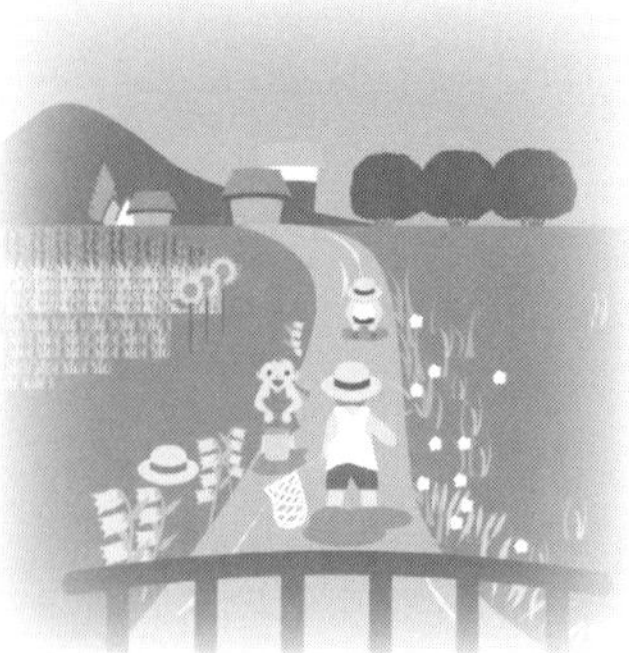

歌い方のポイント

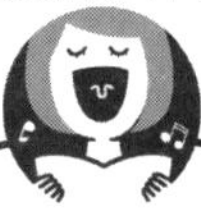

春先の小川の清らかなせせらぎを思い浮かべながら、ゆったりと、さわやかに歌い上げましょう。一番は岸辺に咲く、すみれやれんげの花、二番は小川の中の小さな魚たち、三番は子供たちの歌声。それぞれの歌詞に想いを込めて歌いましょう。

「さらさら流る」で歌いましょう

高野辰之は東京都渋谷区代々木三丁目に住んでいました。家の近くに河骨川《こうほねがわ》が流れ、この川の辺《ほと》りを、お嬢さんとよく散歩していました。このことから「春の小川」は代々木の河骨川のことだといわれています。しかし昭和39年（1964）、東京オリンピックのとき、暗渠《あんきょ》となり、見ることができなくなりました。今、「春の小川」は暗い中を流れているのです。

ところで、この歌の歌詞はもともと〈さらさら流る〉でしたが、今では〈さらさら行くよ〉と歌われています。これは、昭和17年（1942）に、『国民学校初等科音楽（一）』で低学年では文語体を教えていないとの理由で、林柳《はやしりゅう》波《は》が〈流る〉から〈行くよ〉に変え、さらに〈咲けよ咲けよとささやく如く〉も〈咲いているねとささやきながら〉に改詩したためです。また、そのとき三番も削除されました。

しかし、〈咲けよ咲けよ〉は開花前、〈咲いているね〉は開花後の状態です。さすがに、これはまずいと思ったのか、昭和22年（1947）にはオリジナルの〈咲けよ咲けよ〉に戻されました。でも〈行くよ〉はそのまま。日本語学校で外国人の生徒から「小川は行くよ」というのは歩くのですか、坂でも上がって行くのですか、と質問されたら何と答えるのでしょうか。みなさんは、「流る」で三番まで歌いましょう。

赤蜻蛉《あかとんぼ》

CDトラック 32

作詞：三木露風
作曲：山田耕筰

三木露風が大正10年（1921）に発表した詩に、山田耕筰が曲をつけて、昭和2年（1927）に童謡として完成した。日本を代表する童謡である。

一、夕焼《ゆうやけ》小焼《こやけ》の　赤《あか》とんぼ
負《お》われて見《み》たのは　いつの日《ひ》か

二、山《やま》の畑《はたけ》の　桑《くわ》の実《み》を
小籠《こかご》に摘《つ》んだは　まぼろしか

三、十五《じゅうご》で姐《ねえ》やは　嫁《よめ》に行《ゆ》き
お里《さと》のたよりも　絶《た》えはてた

四、夕焼《ゆうやけ》小焼《こやけ》の　赤《あか》とんぼ
とまっているよ　竿《さお》の先《さき》

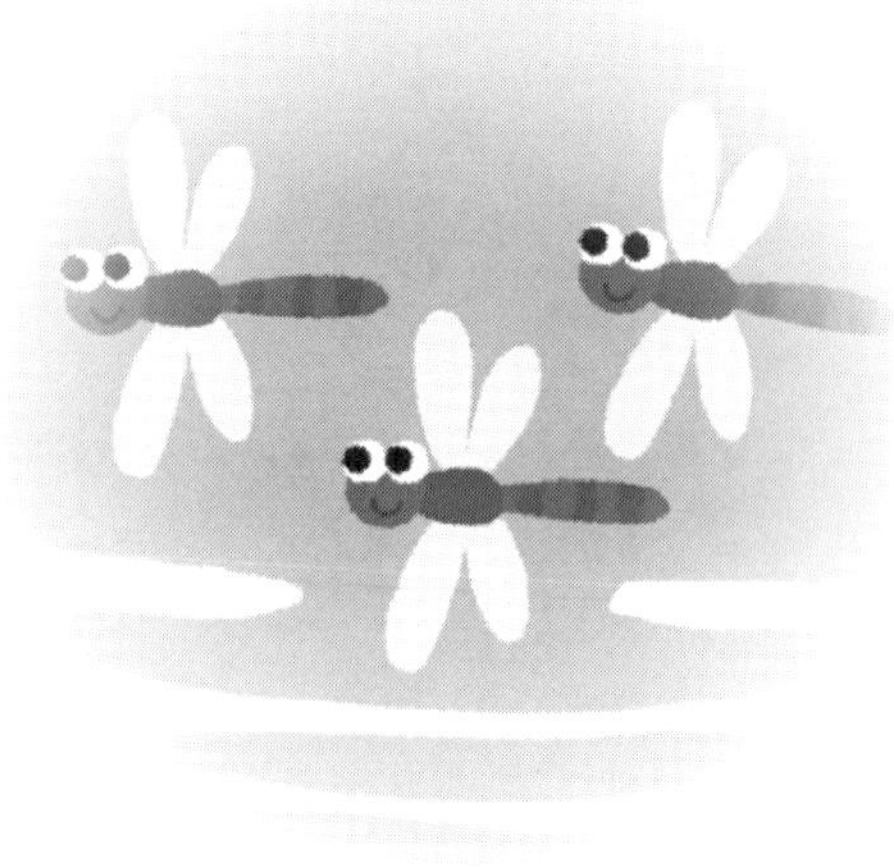

三木《みき》 露風《ろふう》 生没年：明治22年（1889）～昭和39年（1964）。兵庫県たつの市出身の詩人・随筆家。鈴木三重吉の「赤い鳥運動」に参加し、童謡の作詞も手掛けた。

歌い方のポイント

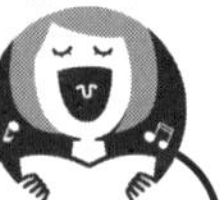

歌唱は、言葉とメロディーで描く絵画です。「赤とんぼ　とまっているよ　竿の先」は、実際に赤とんぼが竿の先にとまっている様子を思い浮かべながら歌ってみてください。

7歳で生別した母を恋《こ》う歌

三木露風が7歳のとき、母のかたは、夫の放蕩が原因で離婚して、兵庫県揖西《いっさい》郡《ぐん》龍野《たつの》町《ちょう》（現在のたつの市）から鳥取の実家に帰ります。残された幼い露風は母の実家に通じる紅葉谷（現在の龍野公園）で遊びながら母の帰りを待ちわびます。

しかし、かたはすぐに鳥取から上京すると、自立を目指して東京帝国大学病院付属看護養成所に入所し、卒業後には同病院の看護師となり、明治35年（1902）には、ジャーナリストの碧川《みどりかわ》企救男《きくお》と再婚。その後、碧川かたとして婦人参政権運動にも参加し、「女権擁護会」の設立などにもかかわっていきます。

露風は、そんな母を恋い慕い続けます。16歳で出版した詩歌集『夏姫』には「母と添い寝の夢や夢」という言葉があります。

露風18歳のときには、再婚した母から巻紙で便りがあり、空白の部分に「汝《なんじ》の頬を当てよ、妾《わらわ》はここにキスしたり」と書かれていました。それを目にした露風は封書を抱きしめ、激しく泣いたのでした。

そして歳月が流れ、露風が72歳のときに、母・かたが90歳で亡くなります。

そのとき露風は、遺族にお願いして、亡きがらの脇で一晩添い寝させてもらいました。

7歳で母と別れて以来露風が抱き続けていた〝添い寝の夢〟は、65年後にやっと果たされたのです。

この道《みち》

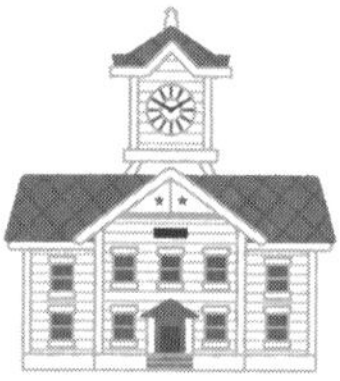

CDトラック 33

作詞：北原白秋
作曲：山田耕筰

北原白秋が、大正15／昭和元年（1926）に『赤い鳥』で詩を発表。翌年の昭和2年（1927）に山田耕筰により曲がつけられた。

一、この道《みち》は　いつか来《き》た道《みち》
ああ　そうだよ
あかしやの花《はな》が咲《さ》いてる

二、あの丘《おか》は　いつか見《み》た丘《おか》
ああ　そうだよ
ほら　白《しろ》い時《と》計《けい》台《だい》だよ

三、この道《みち》は　いつか来《き》た道《みち》
ああ　そうだよ
お母《かあ》さまと馬《ば》車《しゃ》で行《い》ったよ

四、あの雲《くも》は　いつか見《み》た雲《くも》
ああ　そうだよ
山《さん》査《ざ》子《し》の枝《えだ》も垂《た》れてる

【註】「あかしや」はマメ科アカシア属に分類される植物の総称で、世界で600種ほどある。多くが黄色い花を咲かせるが、中には白い花をつけるものもある。

「山査子」はバラ科サンザシ属の植物。赤い実が薬用となることから、江戸時代に中国から持ち込まれた。春になると、新葉と共に白い花を咲かせる。

歌い方のポイント

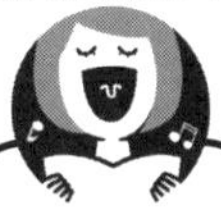

この曲は、童謡とはいっても、歌唱音域は非常に広く、強弱記号もかなり細かく指示されています。情感を込めて歌いこなせるようになるまで、繰り返し練習しましょう。特に「ああ　そうだよ」は情感たっぷりに！

キーワードは「いつか」

歌詞に出てくる「この道」は、大正14年（1925）に北原白秋が初めて北海道を旅したときに見た北海道の道のことですが、全節に「昔のある時」を意味する「いつか」があります。つまり、白秋は「いつか来た道」と、昔行き来した道を思い出しているのです。

白秋は幼い頃、福岡県・柳川から母親の里である熊本県関外目村《せきほかめむら》（現在の南関町《なんかんまち》）へ、母といっしょに駕籠《かご》に乗って往き来していました。その幼い頃の思い出の道へ、北海道で目にしたあかしやの花、時計台、山査子を織り込み、駕籠を馬車に置き換えているのです。

南関について白秋は、叙情小曲集『思ひ出』の序文「わが生ひたち」の中で、次のように書いています。

〈私の第二の故郷は肥後の南関であった。南関は柳川より東五里、筑後境の物静かな山中の小市街である〉〈天守造りの真白な三層楼があった。それが母の生れた家であって、数代この近郷の尊敬と素朴な農民の信望とをあつめた石井家の邸宅であった〉〈私は土地の習慣上実はこの家で生れて―明治十八年二月二十五日―然る後古めかしい黒塗の駕籠に乗って、まだ若い母上と柳川に帰った〉

白秋の脳裏には生まれてからの幼い頃の思い出の道の光景が広がっているのです。

からたちの花《はな》

CDトラック
34

作詞：北原白秋
作曲：山田耕筰

北原白秋による詞は大正13年（1924）に児童雑誌『赤い鳥』に、山田耕筰によるメロディーは、翌年の大正14年（1925）に女性誌『女性』に発表された。

一、からたちの花《はな》が咲《さ》いたよ
白《しろ》い　白《しろ》い　花《はな》が咲《さ》いたよ

二、からたちのとげはいたいよ
青《あお》い　青《あお》い　針《はり》のとげだよ

三、からたちは畑《はた》の垣根《かきね》よ
いつも　いつも　とおる道《みち》だよ

四、からたちも秋《あき》はみのるよ
まろい　まろい　金《きん》のたまだよ

歌い方のポイント

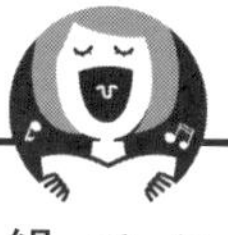

3拍子と2拍子がクルクルと入れ替わり、また音域も広いので歌いこなすにはある程度の技術が必要です。一番から六番まで、何度も繰り返して技術を磨きましょう。山田耕筰の気持ちになって、語るように歌うのがコツです。

五、からたちのそばで泣《な》いたよ
みんな　みんな　やさしかったよ

六、からたちの花《はな》が咲《さ》いたよ
白《しろ》い　白《しろ》い　花《はな》が咲《さ》いたよ

【註】「からたち」はミカン科カラタチ属の落葉低木。古くに中国から渡来し、耐寒性が強いことから生け垣などに植栽されている。

山田耕筰の辛く悲しい思い出の詩《うた》、前奏一音の謎

「からたちの花」の前奏は一音しかありません。なぜか？　この謎を解くヒントを与えてくれたのが、秋田県にかほ市象潟《きさかた》に住む後藤ヨシさんでした。ヨシさんはかつて、山田耕筰先生から直接「からたちの花」の歌唱指導を受け、「本当に辛かった、悲しかった、だから〝からたちのそばで泣いたよ〟のところはどんなに長く歌ってもいい」と教わったと言います。

山田耕筰は10歳のとき父親が亡くなり、自営館という夜学のある印刷工場に働きに出ました。そこで先輩の職工から小突かれたり、足蹴にされたりしたときは、からたちの垣根まで逃げ出し、人に見せたくない涙を流しました。そのとき、近くの畑で働いているおばさんが優しくしてくれた……。大正11年（1922）、北原白秋と山田耕筰のふたりが創作活動を始めて間もないころ、ある宴席で、耕筰はその思い出を白秋に語り、それが「からたちの花」の詩になりました。でも、その詩に曲をつけようとしたとき、幼い頃の悲しみが胸にあふれ、前奏の旋律がどうしても浮かばなかった耕筰は、五線第一線の下に四分音符ひとつだけを置いたのです。

鯉《こい》のぼり

CDトラック 35

作詞：不詳
作曲：弘田龍太郎

この曲の初出は、大正2年（1913）に刊行された『尋常小学唱歌　第五学年用』である。

一、甍《いらか》の波《なみ》と雲《くも》の波《なみ》
重《かさ》なる波《なみ》の中《なか》空《ぞら》を
橘《たちばな》かおる朝《あさ》風《かぜ》に
高《たか》く泳《およ》ぐや　鯉《こい》のぼり

二、開《ひら》ける広《ひろ》き其《そ》の口《くち》に
舟《ふね》をも呑《の》まん様《さま》見《み》えて
ゆたかに振《ふ》う尾《お》鰭《ひれ》には
物《もの》に動《どう》ぜぬ姿《すがた》あり

三、百瀬《ももせ》の滝《たき》を登《のぼ》りなば
忽《たちま》ち竜《りゅう》になりぬべき
わが身《み》に似《に》よや男《おのこ》子《ご》と
空《そら》に躍《おど》るや　鯉《こい》のぼり

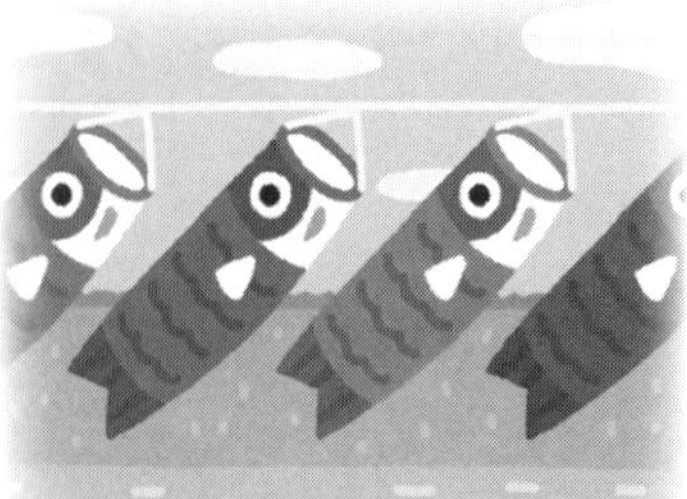

【註】「甍」は屋根瓦のこと。
「百瀬の滝」とはたくさんの流れの速い場所がある滝のこと。

歌い方のポイント

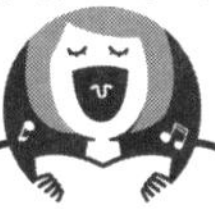

文語体で書かれた歌詞は、ちょっと硬い感じがするかもしれませんが、言葉一つひとつに重みがあります。大空を泳ぐ鯉のぼりの姿を思い浮かべながら、「Boys, be ambitious」の気分で朗々と歌いましょう。

若者よ、大志を抱け、堂々と！

端午《たんご》の節句は厄払いに菖蒲《しょうぶ》を用いる行事として、古くは平安時代から行われてきましたが、江戸時代中期になると鯉を象《かたど》ったものを掲げるようになったとか。

瓦葺きの屋根は波うつようにどこまでも続いている。雲も重なりあって波うっている。その波の中を鯉は高く高く泳いでいる。しかもその大きな口は舟をも呑み込みそうだ。

なんとも堂々たる歌です。鯉は百瀬の滝を登りきり、竜になるに違いありません。

男子たるもの、この鯉のごとくあらねばならぬ！　そんな気持ちになってきます。

歌詞に出てくる「百瀬の滝」は、たくさんの流れの速い場所がある滝のことを意味すると同時に、中国の伝説で伝えられる「竜門」のことを指しています。『後漢書　李膺伝《りようでん》』には、次のように書かれています。

〈中国黄河上流の急流に、竜門という滝があって、鯉などがその下に集まり、登ろうとするが、その多くは途中で落ちてしまう。しかし、登りきったなら、その鯉は竜となる……〉

この故事から「登竜門」という言葉が生まれました。人間、いくつになっても志を持っていたいものです。そんな思いを胸に歌い上げましょう。

夏《なつ》は来《き》ぬ

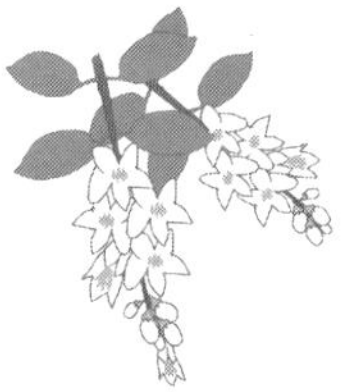

CDトラック 36

作詞：佐々木信綱
作曲：小山作之助

明治29年（1896）に刊行された『新編教育唱歌集（第五集）』に掲載されたのが初出。

一、卯《う》の花《はな》の　匂《にお》う垣根《かきね》に
時鳥《ほととぎす》　早《はや》も来鳴《きな》きて
忍音《しのびね》もらす　夏《なつ》は来《き》ぬ

二、さみだれの　そそぐ山田《やまだ》に
早乙女《さおとめ》が　裳裾《もすそ》ぬらして
玉苗《たまなえ》植《う》うる　夏《なつ》は来《き》ぬ

三、橘《たちばな》の　薫《かお》るのきばの
窓近《まどちか》く　蛍飛《ほたると》びかい
おこたり諫《いさ》むる　夏《なつ》は来《き》ぬ

五、五月闇《さつきやみ》　蛍飛《ほたると》びかい
水鶏《くいな》鳴《な》き　卯《う》の花《はな》咲《さ》きて
早苗《さなえ》植《う》えわたす　夏《なつ》は来《き》ぬ

【登場する季語】
卯の花▼ウツギ（空木）の通称、5月～6月にかけ五弁の白い花を咲かせる落葉低木で生垣などに使われる。夏の季語。
時鳥▼カッコウ目カッコウ科の鳥で日本には初夏に渡来する。夏の季語。
さみだれ▼陰暦5月頃に降る長雨。夏の季語。
早乙女▼田植えをする若い娘。夏の季語。
玉苗▼苗代から田へ移し植える苗のことで、夏の季語。
橘の薫る（花橘）▼橘はミカン科ミカン属の常緑低木。橘の花は夏の季語（橘の実は秋の季語）。
蛍▼甲虫目ホタル科の昆虫。夏の季語。
楝ちる（楝の花）▼楝はセンダン科センダン属の落葉高木。楝の花は夏の季語（楝の実は秋の季語）。

佐々木《ささき》 信綱《のぶつな》　生没年：明治5年（1872）～昭和38年（1963）。三重県鈴鹿市出身の歌人・国文学者。『万葉集』研究の大家として知られる。

四、棟《おうち》ちる　川《かわ》べの宿《やど》の
門《かど》遠《とお》く　水鶏《くいな》声《こえ》して
夕月《ゆうづき》すずしき　夏《なつ》は来《き》ぬ

水鶏▼小形の水鳥で、初夏の夜明けに戸を叩くような声で鳴く。夏の季語。
五月闇▼さみだれ（五月雨）が降る頃の暗さをいう。さみだれと同様、夏の季語。
【註】「忍音」はその年に初めて聞くホトトギスの声。
「裳裾」は着物の裾のこと。

歌い方のポイント

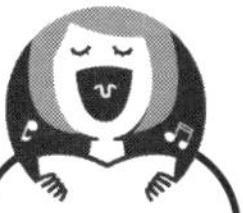

ふんだんに季語が出てくる曲です。それぞれの言葉の意味を捉えながら、味わい、楽しんで歌いましょう。

旋律に誘われて季語が舞う

一節の「卯の花」「時鳥」、二節の「さみだれ」「早乙女」「玉苗」、三節の「橘の薫る（花橘）」「蛍」、四節の「棟ちる（棟の花）」「水鶏」、五節の「五月闇」と、夏の季語が両手の指ほど散りばめられ、結びはすべて「夏は来ぬ」。芳潤な日本語に感動します。

この歌詞は、東京帝国大学国文科を卒業したばかりの佐々木信綱が小山作之助の旋律を聴いて作詞しました。

音楽文化研究家の長田暁二《おさだぎょうじ》さんの著書『心にのこる日本の歌101選』（YMM）によると、今の教科書には言葉が難しいという理由で二番～四番がカットされ、一番と五番の歌詞しか載せられていないとありました。難しければそれを教えるのが教育だと思います。情緒ある文化が無神経に切り捨てられていくことで情緒不足となり、いじめとなり、やがて長じて虐待となっていくのではないかと心配です。

小山《こやま》 作之助《さくのすけ》　生没年：文久3年（1864）～昭和2年（1927）。新潟県上越市出身の教育者・作曲家。

庭《にわ》の千《ち》草《ぐさ》

CDトラック 37

作詞：里見義
原曲：アイルランド民謡

明治17年（1884）に刊行された『小学唱歌集　第三編』が初出である。そのときは「菊」というタイトルがつけられていた。

一、庭《にわ》の千《ち》草《ぐさ》も　虫《むし》の音《ね》も
枯《か》れて淋《さび》しく　なりにけり
ああ　しらぎく
嗚呼《ああ》　白菊《しらぎく》
ひとり　遅《おく》れて　咲《さ》きにけり

二、露《つゆ》にたわむや　菊《きく》の花《はな》
霜《しも》におごるや　きくの花《はな》
ああ　あわれあわれ
ああ　白菊《しらぎく》
人《ひと》の操《みさお》も　かくてこそ

【註】「千草」とはいろいろな秋の草という意味で、千草という植物はない。この歌では、いろいろな国のことを意味している。

里見《さとみ》 義《ただし》　生没年：文政７年（1824）～明治19年（1886）。福岡県みやこ町出身の作詞家。『小学唱歌』『中等唱歌集』に多くの作詞をした。「埴生の宿」も彼の作品。

歌い方のポイント

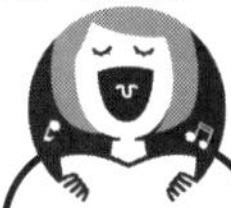

原曲はアイルランド民謡「The Last Rose of Summer」（夏の名残りの薔薇）で、ゆったりしたメロディーですが、作詞した里見義の祖国を思う気持ちを理解したうえで、心を込めて歌いましょう。

明治の人々の気概

この曲が唱歌として発表された頃、イギリス、オランダ、フランスなどのヨーロッパの列強はアジアの国々を次々と侵略していました。たとえばイギリスはシンガポール、北ボルネオを領有、インドの支配を進め、天保13年（1842）には、アヘン戦争で清国を破り、明治18年（1885）には朝鮮半島の南にある巨文島を占領します。1800年代、まさにアジアの国々は列強に蹂躙《じゅうりん》され、日本のみが辛うじて国家としての命脈を保っていたのです。

里見義は、そんな状況下で、この曲に次のような詩をつけたのでした。

▼庭（アジア）の千草（国々）も　虫の音も（そこに住む人々の声も）　枯れて淋しくなりにけり（次々と列強に支配されていった）

▼嗚呼　白菊（菊は天皇家の御紋章。つまり日本国）　ひとり　遅れて　咲きにけり（アジアで日本だけが遅ればせながら立ち上がろうとしている）

▼露（欧米列強）にたわむや（屈しようとしているのか、いやそうではない）　菊の花（日本よ）

▼霜（欧米列強）におごるや（誇りをもって毅然としているのだ）　きくの花（日本よ）

▼ああ　あわれ（立派だ）　白菊（日本よ）　人（日本人）の操（志を立てて変えないこと）も　かくてこそ（このようでありたい）

埴《は》生《にゅう》の宿《やど》

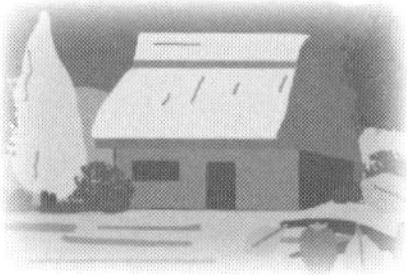

CDトラック
38

訳詞：里見義
作曲：ヘンリー・ローリー・ビショップ

里見義による訳詞は、明治22年（1889）に東京音楽学校が出版した『中等唱歌集』に掲載された。

一、
埴《は》生《にゅう》の宿《やど》も　わが宿《やど》
玉《たま》の装《よそ》い　うらやまじ
長閑《のどか》なりや　春《はる》の空《そら》
花《はな》はあるじ　鳥《とり》は友《とも》
オー　わが宿《やど》よ
楽《たの》しとも　たのもしや

二、
書《ふみ》読《よ》む窓《まど》も　わが窓《まど》
瑠《る》璃《り》の床《とこ》も　うらやまじ
清《きよ》らなりや　秋《あき》の夜《よ》半《わ》
月《つき》はあるじ　虫《むし》は友《とも》
オー　わが窓《まど》よ
楽《たの》しとも　たのもしや

【註】「埴生の宿」は、埴《はに》（黄赤色の粘土）の土間にむしろを敷いて寝るような貧しい小屋のこと。

ヘンリー・ローリー・ビショップ
生没年：1786年〜1855年。イギリスの作曲家。「埴生の宿」の原曲「Home Sweet Home」はイタリアの民謡に着想を得たとされる。

歌い方のポイント

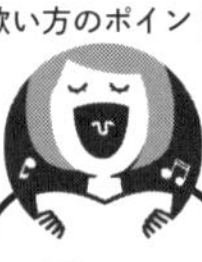

メロディーはミディアムテンポな4拍子。故郷を想う気持ちは万国共通です。脳裏に懐かしい故郷の風景を思い浮かべながら、深く息をため、しみじみ、しっとりと歌い上げましょう。

日・英兵士の命を救った名曲

明治14年（1881）、「見渡せば」「蛍の光」「蝶々」の3曲（いずれも外国の歌）が小学唱歌の第1号として選ばれました。その歌詞は原詞とは関係なく、まったく新たに作詞されたものでした。その8年後、中等唱歌「埴生の宿」が、原詞の意を内包した〝訳詞〟の唱歌第1号として発表されますが、その詞には次のような意味が込められていました。

「埴生の宿（貧しい小さい家）もわが宿（日本よ）。玉の装いや瑠璃の床のある宮殿のような家（欧米列強の国）などうらやましくない。日本は今、埴生の宿のような貧しい国ではあるが、春は花が咲き鳥が鳴き、秋は満月を愛でながら虫の声を聞ける、楽しく頼もしい国なのだ」

この曲は、竹山道雄が書いた児童向けの小説『ビルマの竪琴』にも登場します。

昭和20年（1945）、ビルマ（現在のミャンマー）で戦っていた日本のある小部隊はイギリス軍に包囲されたとき、日本軍は「埴生の宿」を歌いながら戦闘準備をしますが、そのとき、イギリス軍陣地から「Home Sweet Home」の歌声が聞こえてきました。そして、日本とイギリスの兵士たちは、日本語と英語で共に歌います。おそらく兵士一人ひとりが故郷を思いながら歌ったことでしょう。そして、そのあと敗戦を知った日本の小部隊は降伏し、幾多の命がこの歌によって救われたのです。この物語は映画『ビルマの竪琴』でもよく知られています。

旅《りょ》愁《しゅう》

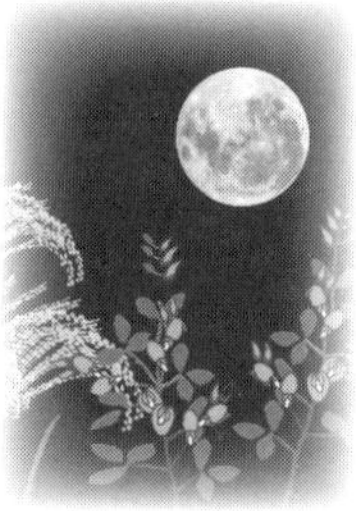

CDトラック 39

訳詞：犬童球渓
作曲：ジョン・P・オードウェイ

この曲の初出は、明治40年（1907）に刊行された音楽教科書『中等教育唱歌集』である。

一、更《ふ》け行《ゆ》く秋《あき》の夜《よ》　旅《たび》の空《そら》の
わびしき思《おも》いに　ひとり悩《なや》む
恋《こい》しやふるさと　なつかし父母《ちちはは》
夢路《ゆめじ》にたどるは　故郷《さと》の家路《いえじ》
更《ふ》け行《ゆ》く秋《あき》の夜《よ》　旅《たび》の空《そら》の
わびしき思《おも》いに　ひとり悩《なや》む

二、窓《まど》うつ嵐《あらし》に　夢《ゆめ》もやぶれ
遥《はる》けき彼方《かなた》に　こころ迷《まよ》う
恋《こい》しやふるさと　なつかし父母《ちちはは》
思《おも》いに浮《うか》ぶは　杜《もり》のこずえ
窓《まど》うつ嵐《あらし》に　夢《ゆめ》もやぶれ
遥《はる》けき彼方《かなた》に　心《こころ》迷《まよ》う

歌い方のポイント

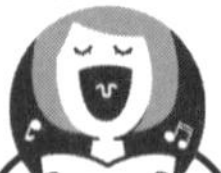

旅人が遠く離れた故郷を恋しく想う心情を歌い上げています。歌うと切なくなる歌です。これもまた、万国共通の想いでしょう。歌詞をかみしめながら、しみじみと歌いましょう。

犬童《いんどう》 球渓《きゅうけい》　生没年：明治12年（1879）～昭和18年（1943）。熊本県人吉市出身の詩人・作詞家・教育者。「故郷の廃家」など約250曲の翻訳作詞を残した。

ふるさと人吉《ひとよし》への望郷の思い

熊本県球磨《くま》郡《ぐん》藍田《あいだ》村《むら》（現在の人吉市）の農家の次男に生まれた犬童球渓（本名：信蔵《のぶぞう》）は、熊本県と長兄の援助を受け東京音楽学校（現在の東京藝術大学）に進学しますが、在学中に長兄が亡くなります。

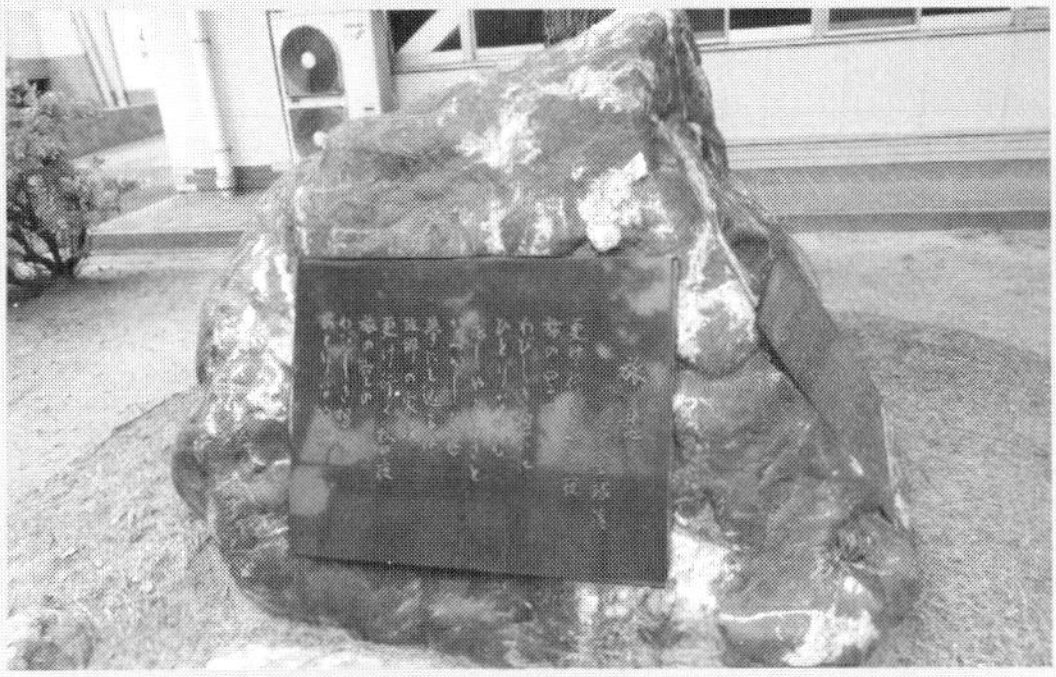

犬童球渓が勤務していた新潟中央高校に建立された「旅愁」の歌碑
出典：「歌碑を訪ねて西東」より

そんな球渓の窮状を知った教官の武島《たけしま》羽衣《はごろも》は、彼に写譜の仕事を与えます。球渓は写譜と翻訳で糊口《ここう》をしのぎながら卒業します。

明治38年（1905）、兵庫県丹波市の旧制柏原《かいばら》中学（現在の兵庫県立柏原高校）に赴任しますが、その前年に日露戦争が勃発、「音楽は軟弱なり」と血気にはやる生徒たちは音楽の時間に机を叩き、床をけり、ヤジを飛ばし、授業ボイコットの上、全校ストライキにまで及んだのでした。

心身ともに疲れはてた球渓は辞任し、新潟高等女学校（現在の新潟県立新潟中央高校）へと転任します。そのような状況の中にあった球渓でしたが、兄に代わって故郷の実家を守らなければという思いが強くありました。丹波市柏原から続くその思いが、新潟で「旅愁」の歌になったのです。

旅の空にひとり悩み、窓うつ嵐（全校ストライキ）に夢もやぶれ、遥けき彼方に心迷う……。

球渓の心境が身に滲みます。球渓にとって柏原は失意の地でしたが、転任した新潟中央高校には「旅愁」の歌碑が建てられています。

ジョン・P・オードウェイ　生没年：1824年～1880年。アメリカの作曲家。

故郷《こきょう》の廃家《はいか》

CDトラック 40

作詞：犬童球渓
作曲：ウィリアム・ヘイス

この曲の初出は、前出の「旅愁」と同じ、明治40年（1907）に刊行された音楽教科書『中等教育唱歌集』である。

一、幾年《いくとせ》ふるさと　来《き》てみれば
咲《さ》く花《はな》鳴《な》く鳥《とり》　そよぐ風《かぜ》
門辺《かどべ》の小川《おがわ》の　ささやきも
なれにし昔《むかし》に　変《かわ》らねど
あれたる我家《わがいえ》に
住《す》む人《ひと》絶《た》えてなく

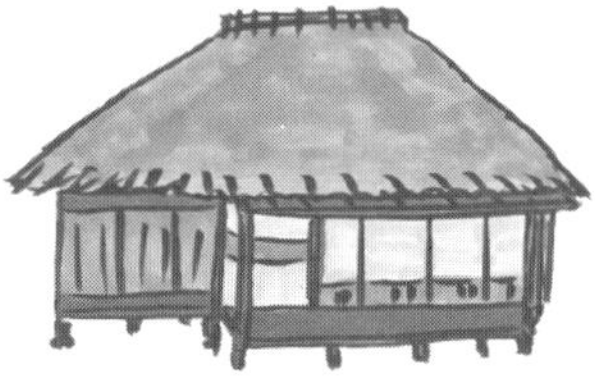

二、昔《むかし》を語《かた》るか　そよぐ風《かぜ》
昔《むかし》をうつすか　澄《す》める水《みず》
朝夕《あさゆう》かたみに　手《て》をとりて
遊《あそ》びし友人《ともびと》　いまいずこ
さびしき故郷《ふるさと》や
さびしき我家《わがいえ》や

【註】「門辺」とは、門の近くのこと。
「なれにし」とは、馴れ親しんだこと。
「かたみに」とは、互いにという意味。

ウィリアム・ヘイス　生没年：1837〜1907年。アメリカの作曲家。

歌い方のポイント

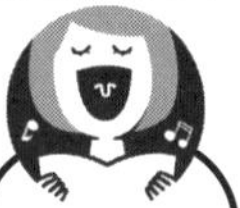

原曲のタイトルは「My Dear Old Sunny Home」（わがいとしの懐かしき日の当たる家）。アップテンポな4拍子の歌ですが、それをいかに情緒的に、柔らかく歌い上げるかがポイントです。

帰郷の感慨が生んだ歌

犬童球渓は、「旅愁」の作詞をした後、明治41年（1908）には熊本県立高等女学校（現在の熊本県立第一高校）の教諭に転任しますが、その1年前、故郷の人吉《ひとよし》に戻ります。そのときの帰郷の感懐が「故郷の廃家」となりました。

昭和18年（1943）犬童球渓は、「難治の病床に臥して……徒《いたず》らに陛下の粟《ろく》食む罪……」の言葉と、次の辞世の短歌二首を遺してこの世を去ります。

「我死なば　焼きて砕きて　粉にして　御国の畑の　こやしともせよ」

「わが墓は　萩に包めよ　鳴く虫の　妙なる声に　安く眠らん」

参考までに、原曲「My Dear Old Sunny Home」の一番の歌詞の紹介しておきましょう。

【訳】

モノマネドリが楽しく歌っていた。

何年も前に……。

甘いモクレンの花が、雪のように白い花をつけていた。

そこに、まさか、悲しみ、嘆き、苦痛などが訪れるとは思いもしなかった。

日の当たる我が家の喜び、楽しみを壊してしまうために……。

おお、私は泣いている。

淋しくさ迷わねばならぬのだ。

私はお前のもとを去らねばならぬ。

懐かしい日の当たる家よ。

荒《こう》城《じょう》の月《つき》

CDトラック 41

作詞：土井晩翠
作曲：瀧廉太郎

明治34年（1901）に土井晩翠作詞、瀧廉太郎が旧制中学校の唱歌の懸賞に応募するために作曲。同年『中学唱歌』に発表された。

一、
春《はる》高《こう》楼《ろう》の　花《はな》の宴《えん》
めぐる盃《さかずき》　かげさして
千《ち》代《よ》の松《まつ》が枝《え》　わけいでし
むかしの光《ひかり》　いまいずこ

二、
秋《あき》陣《じん》営《えい》の　霜《しも》の色《いろ》
鳴《な》きゆく雁《かり》の　数《かず》見《み》せて
植《う》うるつるぎに　照《て》りそいし
むかしの光《ひかり》　いまいずこ

四、
天《てん》上《じょう》影《かげ》は　替《かわ》らねど
栄《えい》枯《こ》は移《うつ》る　世《よ》の姿《すがた》
写《うつ》さんとてか　今《いま》もなお
鳴《あ》呼《あ》荒《こう》城《じょう》の　夜《よ》半《わ》の月《つき》

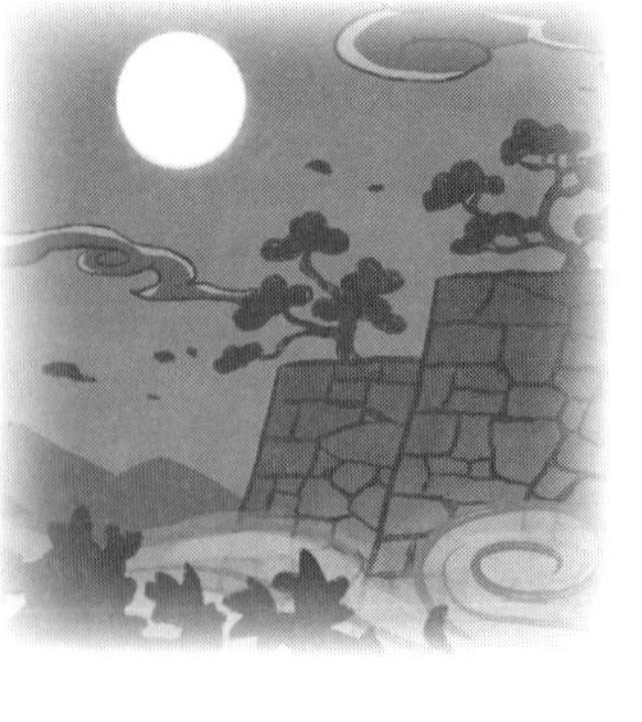

土井《どい》　晩翠《ばんすい》　生没年：明治４年（1871）～昭和27年（1952）。宮城県仙台市出身の詩人・英文学者。

三、いま荒城《こうじょう》の　夜半《よわ》の月《つき》
替《かわ》らぬ光《ひかり》　たがためぞ
垣《かき》に残《のこ》るは　ただ葛《かづら》
松《まつ》に歌《うた》うは　ただあらし

廃藩置県への鎮魂の歌

　作家の司馬遼太郎先生は、著書『明治という国家』（NHKブックス）に、「荒城の月」は旧藩時代への挽歌、悼歌、哀傷歌、もしくは廃藩置県への鎮魂の歌とみていいのかもしれないと書いておられます。

　第一節は、「春高楼の」と目線は高く、千年にもなろうかという松の枝が動くが故に、昔の光が枝を分けてさしこむ様を歌います。第二節では、「秋陣営の　霜の色」とはじまり、遠く地平がひろがる様が表現されます。「植うるつるぎ」は、平安後期の軍記物語『陸奥話記《むつわき》』の「隍《ほり》を掘り、隍の底に刃を倒立す」というくだりからとったもので、剣の柄を土にさし込み、刃を立てて敵を防ぐという意味を持ち、その剣に昔の光が添うが如く光る様を歌います。第三節は、これこそ鎮魂の節です。「替らぬ光　たがためぞ」と、礎となった一人ひとりに光をあてており、歌はこの節で祈りとなります。そして第四節の「天上影」は大きな自然の中、栄枯は移るが悠久の歴史が続く様であり、土井晩翠は「今もそれを写しているのか、荒城の夜半の月よ」と呼びかけているのです。

歌い方のポイント

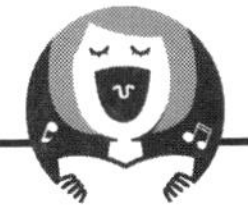

演奏時間は4分33秒にも及びます。幕藩体制から近代国家としての日本へ生まれ変わろうとする、まさにその節目のときに礎となり、亡くなった人々への鎮魂の祈りとして、心を込めて歌いましょう。

瀧《たき》　廉太郎《れんたろう》

生没年:明治12年（1879）～明治36年（1903）。東京都港区生まれ（故郷は大分県竹田市）。明治の西洋音楽黎明期における代表的な音楽家・作曲家。

おわりに

レッスン3で、演奏時間4分33秒の「荒城の月」を歌いこなせるようになったあなたは、もう達人の仲間入り目前です。どんなシーンでも臆することなく、自分の世界を歌い上げましょう。そして、毎日20分でも30分でも思い切り歌うことを習慣にすることで、さらなる健康を手に入れましょう。

でも、だからといってムキになってはいけません。無理は禁物です。ここでシルバー世代のための「歌唱の三原則」を挙げておきましょう。

一、意識して息を吸う（無理はしない）
二、意識して唇をしっかり動かす（言葉をはっきり）
三、ひと息で長く歌うよう心がける

以上の3つを意識するだけで、認知症の予防になるそうです。あくまで自然体で歌うことが大切です。

能の大家である世阿弥の言葉に「老後の初心忘るべからず」があります。この「老後の初心」とは、心身共に無理をしないこと！ それをしっかりと心得ましょう。

私は、昭和8年（1933）、釜山で生まれ、終戦で博多に引き揚げてきました。旧制中学1年の夏のことです。その頃の福岡は合唱が盛んでした。新制福岡高校1年の1学期、音楽専任教師の江口保之先生に「おまえの声はヨカ、歌い方もウマカ」とヨイショされて、それまで入っていたボクシング部から音楽部へコロッと転部し、北原白秋をこよなく尊敬していた先生から「この道」を教わって以来、私は白秋を歌い続け、平成14年（2002）からは、白秋の故郷である福岡県柳川市の観光大使も務めています。

高校卒業後は、早稲田大学に進学。在学中はグリークラブ学生指揮者として活動。卒業後は日本信販に入社し、フジタ道路監査役で終えるまで44年間のサラリーマン生活を送るかたわら、様々な音楽活動を続けてきましたが、なかなか自分で納得できる歌唱ができずにいました。

そんな私に遠くの明かりが見えてきたのは、子供たちを相手にする「童謡・唱歌の普及」をライフワークにしてからのことです。子供たちは言葉がわからなければそっぽを向いてしまいます。子供は純粋な批評家です。音楽と共に言葉がわかるようになってはじめて、一体となって歌うことを楽しんでくれます。

日本の言葉の歌唱技術は、唇の開け方の大小と形、唇の筋肉の緊張感、フレーズの終わりの母音を伸ばしている間の唇の微妙な変化（次の発音音素の準備として）、歯・舌の使い方、稀にのどを使うなどにあり、滑舌の具体的技法を身につけることが大切です。もちろん、これは一朝一夕にできることではありません。しかし、繰り返し練習することで、徐々に身についてきます。

また、米寿となった私が最近考えていることがあります。それは、私と同じ高齢者になった方々を対象にした「歌唱テイクアウト」の活動です。

3密を避け、ソーシャルディスタンスが求められる中、なかなかみんなが集まって歌を楽しむ機会がつくれなくなっています。ならば、ひとりで、あるいは少人数で歌を楽しむための音源を様々な形で提供していこうという試みです。

これまでも『山本健二歌唱アルバムCD40集』（全849曲）をリリース、iTunesなどで配信してきましたが、今回はCD付きの書籍を出版する機会を得ることができました。光陰矢の如し、声帯の衰えはまさに〝秋の夕日の釣瓶落とし〟で、老いのまっ只中ですが、今も「歌う」ということの道があることの幸運に、感謝の念は深くなるばかりです。

ご同輩の方々も、ぜひ本書のCDを聴きながら、〝1日3分は歌う〟という習慣を身につけてほしいと思います。

山本健二（やまもと・けんじ）

バリトン歌手、NPO法人日本童謡の会顧問、福岡県柳川市柳川観光大使

昭和8年（1933）、釜山生まれ。県立福岡高等学校卒業後、早稲田大学に進学。在学中はグリークラブ学生指揮者として活躍。卒業後、日本信販に入社し、フジタ道路監査役で終えるまで44年間のサラリーマン生活を送るが、その間も音楽活動を続け、早稲田大学グリークラブ、共立女子大学合唱団、稲門グリークラブ、フレーベル少年合唱団の指揮者を歴任、早大グリークラブのヴォイストレーナーとして2001年まで22年間指導にあたる。
第35回NHK・毎日音楽コンクール（現・日本音楽コンクール）声楽部門入選、第三回新波の会日本歌曲コンクール歌唱部門1位など数々の賞を受賞。ニコラ・ルッチ、ロドルフォ・リッチ、中山悌一の各氏に師事。『山本健二歌唱アルバムCD40集』（全849曲）をリリース、iTunes、mora、Amazon Music、着うたフルなどで配信。NHKラジオ深夜便でもしばしば放送されており、今もなお、現役バリトン歌手として活躍している。

編集協力：河野浩一（ザ・ライトスタッフオフィス）
装丁：おおつかさやか
本文デザイン・DTP：安井智弘
プロデュース：中野健彦（ブックリンケージ）

脳も体も活性化!!　1日3分 歌トレ

2020年11月6日　初版発行

著　者 ――― 山本健二
発行者 ――― 小林圭太
発行所 ――― 株式会社 CCCメディアハウス
〒141-8205　東京都品川区上大崎3丁目1番1号
電話：03-5436-5721（販売）　03-5436-5735（編集）
http://books.cccmh.co.jp
印刷・製本 ―― 豊国印刷株式会社

ISBN978-4-484-20230-3